John Gallucci,Jr.,MS,ATC,PT,DPT

Soccer Injury Prevention and Treatment

A Guide to Optimal Performance for Players, Parents, and Coaches

# 足球运动损伤预防与治疗

## 运动员、父母和教练最佳操作指南

编　著　〔美〕约翰·加卢西

主　审　唐康来

主　译　曹洪辉　卢卫忠

天津出版传媒集团

天津科技翻译出版有限公司

著作权合同登记号:图字:02-2015-149

**图书在版编目(CIP)数据**

足球运动损伤预防与治疗:运动员、父母和教练最佳操作指南／(美)约翰·加卢西(John Gallucci)编著;曹洪辉,卢卫忠主译. —天津:天津科技翻译出版有限公司,2019.3

书名原文:Soccer Injury Prevention and Treatment:A Guide to Optimal Performance for Players,Parents,and Coaches

ISBN 978-7-5433-3897-5

Ⅰ.①足… Ⅱ.①约… ②曹… ③卢… Ⅲ.①足球运动-运动性疾病-损伤-防治-指南 Ⅳ.①R873-62

中国版本图书馆 CIP 数据核字(2018)第 266836 号

**授权单位**:Springer Publishing Company,LLC.

**出　　版**:天津科技翻译出版有限公司

**出 版 人**:刘 庆

**地　　址**:天津市南开区白堤路 244 号

**邮政编码**:300192

**电　　话**:(022)87894896

**传　　真**:(022)87895650

**网　　址**:www.tsttpc.com

**印　　刷**:天津市蓟县宏图印务有限公司

**发　　行**:全国新华书店

**版本记录**:960×1300　16 开本　12 印张　300 千字
　　　　　　2019 年 3 月第 1 版　2019 年 3 月第 1 次印刷
　　　　　　定价:35.00 元

(如发现印装问题,可与出版社调换)

# 主审简介

唐康来，医学博士，教授，主任医师，博士生导师，陆军军医大学西南医院骨科运动医学中心主任，重庆市运动创伤研究所所长。目前为国家高层次人才特殊支持计划"万人计划"领军人才、国家重点领域创新团队首席专家、国家重点研发计划首席科学家、重庆首批科技创新领军人才、重庆市高校创新团队牵头专家等。

目前担任世界足踝外科联盟（GFAC）执行委员、亚洲肩关节协会（ASA）执行委员、亚太足踝外科协会（APSFAS）秘书长、中国医师协会骨科医师分会常委兼足踝专业委员会主任委员、中华医学会骨科学分会足踝外科学组副组长、中华医学会运动医疗分会委员会委员兼肩肘学组副组长、解放军骨科专业委员会足踝外科学组组长、重庆市医师协会运动医学分会会长、*JFASAP* 杂志主编、《中华肩肘外科杂志》副总编辑和 *AJSM* 中文版副主编等职，同时担任 18 个国际与国内杂志的编委、通讯编委和审稿人等。

先后在德国、美国等多个国家的国际著名关节外科和运动医学中心担任住院总医师、进修医师和访问教授近 3 年。一直以肩肘及足踝外科为临床特色，以运动创伤为研究重点，在关节外科及运动创伤治疗方面有一定的学术造诣。个人手术超过 1000 台次/年，门诊超过 10000 人次/年，连续 5 年获得陆军军医大学西南医院手术总量冠军。2015 年入选"中国名医百强榜"两个骨科亚专业：足踝外科、运动医学与关节镜外科（肩关节）。

主持国家重点研发计划项目、国家自然基金重点项目及面上项目、军事医学重大创新项目等课题 20 余项。招收博士和硕士研究生 58 名，毕业 32 名。近 5 年来，发表学术论文 200 余篇，其中 SCI 收录 56 篇，专家述评 12 篇。2014 年和 2017 年两次牵头获得重庆市科技进步奖一等奖。每年在国际及国内各专业学术会议上发表演讲 30 余场次。申请和获得国家发明专利或实用新型专利 28 项。

# 主译简介

　　曹洪辉，医学博士，重庆市中医院暨重庆市中医研究院骨科副主任医师。师从我国著名运动医学专家、陆军军医大学西南医院骨科运动医学中心主任唐康来教授，曾在陆军军医大学西南医院骨科运动医学中心从事临床工作3年，在德国哥廷根大学附属迪亚尼克·罗腾堡医院进修运动医学和关节外科，长期从事运动医学临床、教学和科研一线工作。参与国家自然科学基金科研课题2项、重庆市科委科研课题4项，主持重庆市科委科研课题1项、重庆市卫计委科研课题1项。发表论文20篇，其中SCI论文3篇，参加专著编写和编译3部，获得实用专利技术2项。现任世界中医药联合会关节外科委员会常务理事、国际矫形与创伤外科学会(SICOT)中国部足踝外科学会第一届委员会委员、中华医学会骨科学分会足踝外科学组青年委员、中国医师协会骨科医师分会足踝专业委员会委员、重庆市医学会骨科专业委员会第五届和第六届委员会足踝外科学组委员兼秘书、重庆市医学会骨科专业委员会第六届委员会关节外科学组委员、重庆市医师协会运动医学分会第一届委员会委员、重庆市中医药学会第五届骨伤专业委员会委员和《中国中医急症杂志》常年审稿专家。

　　卢卫忠，重庆市中医院暨重庆市中医研究院骨科主任，国家中医药管理局"十二五"重点专科——骨伤科负责人，三级主任医师，重庆医科大学第二临床学院和贵阳中医学院兼职硕士生导师。从医27年，34岁时被遴选为硕士研究生导师，39岁时晋升为骨外科主任医师。主持重庆市科委科研课题4项、重庆市卫计委科研课题2项，获厅局级科技进步一、二、三等奖分别为1、2、1项。发表SCI论文3篇，国家统计源期刊论文65篇，被引用396次，获得实用专利技术2项。现任国际矫形与创伤外科学会中国部肩肘外科学会第一届委员会委员、中华中医药学会骨伤科分会第四届委员会委员、中国医师协会骨科医师分会肩肘外科工作委员会委员、重庆市中医药学会第四届和第五届骨伤专业委员会副主任委员、重庆市医学会骨科专业委员会第五届和第六届委员会足踝外科学组副组长、重庆市医学会骨科专业委员会第六届委员会脊柱学组委员、重庆市中西医结合学会骨伤专业委员会第三届委员会委员和第四届委员会常务委员、重庆市医师协会骨科医师分会第一届委员会委员、重庆市医师协会骨科医师分会第一届委员会骨关节外科学组委员、重庆市医师协会运动医学分会第一届委员会副会长、《风湿病与关节炎》杂志编委、《中国中医急症杂志》常年审稿专家。

# 译者名单

**主　审**　唐康来

**主　译**　曹洪辉　卢卫忠

**译　者**　(按姓氏汉语拼音排序)

　　　　　曹洪辉　重庆市中医院暨重庆市中医研究院骨科

　　　　　邓银栓　中国人民解放军西部战区兰州总医院骨科

　　　　　匡志平　重庆市中医院暨重庆市中医研究院骨科

　　　　　卢卫忠　重庆市中医院暨重庆市中医研究院骨科

　　　　　陶　旭　陆军军医大学西南医院骨科运动医学中心

　　　　　王加俊　重庆市中医院暨重庆市中医研究院骨科

　　　　　易世雄　重庆市中医院暨重庆市中医研究院骨科

　　　　　袁成松　陆军军医大学西南医院骨科运动医学中心

　　　　　周兵华　陆军军医大学西南医院骨科运动医学中心

**秘　书**　匡志平

# 编者简介

约翰·加卢西(John Gallucci Jr.,MS,ATC,PT,DPT)是美国职业足球大联盟(MLS)的医疗管理员,曾为600多名专业足球运动员提供过医疗护理,并经营JAG理疗中心,在纽约和新泽西有8家理疗运动医学门诊。作为医学顾问,约翰·加卢西为纽约和新泽西100多家足球俱乐部,以及美国职业橄榄球大联盟(NFL)、国家冰球联盟(NHL)、美国职业篮球联赛(NBA)、美国职棒大联盟(MLB)和MLS的许多运动员提供有关运动训练服务、损伤预防教育以及运动医学理疗方面的信息。约翰·加卢西曾亮相于娱乐与体育节目电视网(ESPN)、Fox 5新闻网、WFAN、《纽约每日新闻》报和《女人第一》杂志,也出现于其他众多媒体中。

# 中文版序言

　　足球是一项古老的体育运动,源远流长。其最早起源于我国古代的一种球类游戏"蹴鞠",后经阿拉伯人传到欧洲,发展成现代足球。足球是当今世界上开展最广、影响最大的体育项目之一,被认为是世界第一运动。在和平年代,其亦被称为"国与国间没有硝烟的战争",甚至因其丰富的内涵和感染力被视为一门艺术。足球深受世界各国人民的喜爱,有"世界第一大球"之称,是年轻人最喜爱的球类运动之一。我国历届国家领导人关心并扶持足球运动的普及和发展。特别是近些年来,以习近平总书记为核心的党中央更加重视足球运动在青少年中的普及和发展。2013年2月,国家体育总局和教育部联合下发了《国家体育总局、教育部关于加强全国青少年校园足球工作的意见》。旨在引导广大青少年、各级各类学校和全社会关心支持校园足球,营造有利于校园足球发展的良好氛围,普及足球知识,掌握足球技能,提高身体素质,广泛开展校园足球运动,培养全面发展、特长突出的青少年足球后备人才。

　　然而,足球是一项团体运动,其高强度的跑动、激烈的身体对抗等特点决定了足球运动者从事该项目的高风险性。无论是国际国内各种专业足球比赛,还是足球爱好者的业余足球运动,球员运动损伤都频繁发生。这对球队、球员和足球运动的普及和推广等都产生了不利影响。足球运动是损伤发生率最高的运动项目之一,其中,外伤主要有拉伤、摔伤、撕裂伤、骨折、关节脱位和肌肉痉挛等。最常见的创伤是因跌倒、跳起抢球落地不正确、急停急转身、冲撞,或因场地不平、场地过滑等原因引起的急性创伤。如何预防足球运动损伤、降低损伤程度以及损伤后如何处理并快速康复,是运动医学专业人员必须掌握的知识。运动医学专业人员有责任和义务将相关知识介绍给运动员、运动员父母、教练员及运动保健康复人员等，为促进足球运动的健康发展尽绵薄之力。

目前，国内针对足球运动损伤预防与治疗的相关书籍较少。本书主译曹洪辉和卢卫忠两位医师有幸受天津科技翻译出版有限公司委托完成了由美国著名运动医学专家约翰·加卢西(John Gallucci)编著的《足球运动损伤预防与治疗：运动员、父母和教练最佳操作指南》一书的翻译工作，将有关足球运动损伤预防与治疗的知识介绍给国内读者，相信对从事或喜爱足球运动的广大读者都有所裨益。

本书主译曹洪辉和卢卫忠两位医师长期从事有关运动医学的临床、教学和科研工作，对足球运动损伤的预防与治疗有较为丰富的临床经验，且英文基础较为扎实。本书在翻译过程中既力求忠于原文，又符合国内读者的阅读习惯，通俗易懂，是一部较好的译著。希望本书能为足球运动员、运动员父母、教练员及运动保健康复人员等提供一定的指导和帮助，为我国足球运动的快速发展添砖加瓦。

重庆市运动创伤研究所所长
陆军军医大学西南医院骨科运动医学中心主任

# 中文版前言

足球,有"世界第一运动"的美誉,是体育界最具影响力的运动之一。足球的魅力在于运动时充满激情,集多种运动于一体,如跑、跳和身体对抗等。此外,它还具有结果不可预知性和大众化的特点。足球运动爱好者和球迷遍布全世界。

然而,损伤与运动如影相随,足球运动无法完全避免运动损伤。由于足球运动时间长、技术复杂、对抗激烈,运动时需要躯干和多关节协调活动,因此运动损伤发生率高。无论是职业运动员,还是业余足球爱好者;无论是成人,还是青少年,都有可能发生足球运动损伤。很多天才职业足球运动员由于伤病而惜别职业生涯。业余足球爱好者有时因动作不规范、保护动作不够,受伤概率更高。青少年发生足球运动损伤不仅会影响身体发育,而且有可能阻碍技术培养。

如何尽最大可能避免足球运动损伤?足球运动损伤后该如何处理并快速康复?青少年足球运动损伤后该如何做?这些都是运动员、运动员父母及教练员所关心的问题。约翰·加卢西先生的《足球运动损伤预防与治疗:运动员、父母和教练最佳操作指南》一书能解答这些问题。更难能可贵的是,本书不但阐述了不同足球运动损伤的机制及治疗方法,而且介绍了如何通过赛前锻炼和准备活动预防足球运动损伤。

本书根据运动损伤的类型和部位,以及运动力量和营养分为10章。第1章:青少年损伤,介绍了青少年骨骺损伤机制及治疗;第2章:过度运动损伤,介绍了过度运动后损伤的诊断和治疗;第3章至第8章分别为足踝损伤、膝关节损伤、臀部和大腿损伤、脊椎损伤、上肢损伤和脑震荡;第9章:力量与运动,介绍了身体能量供应系统、训练目标,以及有氧、无氧训练;第10

章：水化与营养，介绍了运动员如何科学地使身体水化和营养补充，以及类固醇滥用的危险性。附录部分则介绍了 JAG 理疗 LESS 方案。

本书图文并茂，内容深入浅出，通俗易懂，既可供医学院校运动医学和康复专业学生使用，也可为临床医师、康复推拿师、足球运动教练、运动员及其父母等的运动实践、运动教育和运动损伤防治等提供指导和帮助。

本书的翻译得到了陆军军医大学西南医院骨科运动医学中心主任唐康来教授的大力指导。作为主审专家，唐康来教授保证了本书的翻译质量，在此表示感谢。同时，感谢天津科技翻译出版有限公司编辑为本书顺利出版所做的努力。感谢各位译者的辛勤劳动。

为使本书中译本达到"信""达""雅"的目标，我们做了不懈努力，但由于时间、水平和部分专业条件的限制，书中难免有疏漏和不当之处，恳请广大读者给予批评指正。

2018 年 12 月于重庆市中医院

# 序　言

　　塔布·拉莫斯(Tab Ramos)出生于乌拉圭,1978年随家人移民至美国,定居在新泽西,他曾是纽瓦克圣本尼迪克预科学校的足球明星。随后,他去北卡罗来纳州立大学踢球,并曾三度当选为全美职业足球运动员。拉莫斯在西班牙、墨西哥和美国共参加了13个赛季的职业联赛。作为美国职业足球大联盟球员,他在美国职业足球大联盟效力7个赛季,并在效力纽约大都会明星队期间,3次当选全明星。拉莫斯的美国国家队生涯开始于1988年,结束于2000年,共参加3次世界杯。2005年,拉莫斯入选美国国家足球名人堂。2013年,他获得美国足球联盟一百周年最佳11人阵容的荣誉。目前,拉莫斯为美国足球联盟青年技术总监和美国U20国家队主教练。


　　我基本上是伴随着足球长大的。我父亲是乌拉圭职业运动员,效力于蒙得维的亚河床队。我母亲是名大球迷,我一直记得她在厨房做饭时还看着足球比赛。当电视上没有足球比赛时,她就看以前的比赛录像或者在Univision上看比赛重播。由于我母亲喜欢看足球,我们关系非常融洽。

　　我一直都踢足球。

　　11岁时,我来到美国。刚到美国时,我感到生疏且困难。我在乌拉圭上过英语课,但也仅能说类似"猫在桌子下面"的简单句子,不太有用。所以我大概有6个月的时间自己在球场踢球,就是一个人踢着足球跑。然后有一天,来了一个小孩,要求和我一起踢球,并且问我是否愿意踢娱乐足球,我答应了,然后踢了一整天。

　　当时场地很小,而我技术不错。他们带我去和科尔尼的一个旅行队踢球,他们当中有很多欧洲人。我开始和来自爱尔兰、苏格兰和其他国家移民的小孩踢球,足球对他们来说是最受欢迎的运动。运动总是能帮助你交朋友,所以那时踢足球真的帮助了我。作为一名优秀的运动员,接触并结交朋友以及文化融合会更加容易。

我没有预料到我的职业生涯会开始,但我的动力是踢职业足球,这是我六七岁时就有的梦想。但我的父母希望我能接受教育,对他们来说,那才是最重要的。现在,对运动员和他们的父母来说,比赛更重要,但当时对我父母来说,读书才是最重要的。成绩不好意味着我不能踢球,一切都会结束。不管是一个区域决赛或仅仅是室内足球比赛,这都不重要,教练打电话,我父母会说他不会去踢,就这样。

现在情况发生了改变。很多父母很投入,可以说非常投入。我父亲第一个说他不太会参与我作为足球运动员的发展中。我父亲踢职业联赛,当我比赛时,他会为我呐喊,但他不会带我去训练或是让我进最好的球队。这没什么,因为我父母必须工作。如果我说在星期四早上5点我要去训练,他们会让我自己想办法,所以我得骑自行车去。至少那时在我家,体育运动是如此。一直以来,我都在想很多事情已经改变。我是破纪录的父母,我反复告诉我的孩子们不能随便到处跑。我陪伴他们,带他们到处见识,尽我最大努力使他们在正确的环境下正常发展。

我父母非常重视教育,所以他们从来没怀疑过我不会上大学。我最后选择的两个大学是弗吉尼亚大学和北卡罗来纳州立大学,但是我父母决定我去上北卡罗来纳州立大学,因为教练是一个阿根廷人,他们可以与他谈谈我的成绩和足球。他们不想让我去很远的地方上学,但由于乌拉圭人和阿根廷人基本上都是一样的人,他们觉得和我一起去那儿能够很快适应。我记得有一天接到电话,北卡罗来纳州立大学的教练对我说:"祝贺你,欢迎你的到来!"我还没决定,但是我得去,因为我父母帮我做了决定。

15岁时,我加入了美国U20球队。21岁时,我第一次参加国家队比赛。我非常高兴能为国家队效力如此之久,也为能够参加奥林匹克运动会和世界杯感到骄傲,这些都是很美好的回忆。我也为能入选名人堂而感到骄傲,更重要的是能入选美国足球队最佳阵容。在我的一生中,我一直都梦想成为一名职业球员,但我没想到我还能在最好的球队。

我是一名优秀运动员,但也有很多伤病。在少年时,我没有任何慢性疾病,但有过踝关节损伤,缺席比赛一周。我们一直在比较差的场地踢球,但很幸运,在25岁前我没有受过严重的伤。26岁时,我第一次做了膝关节手术,修补软骨,我一共做过9次膝关节手术。

　　我在美国职业足球大联盟都会之星效力了7个赛季,在那时我认识了约翰·加卢西。他当时是球队的训练师和理疗师,对我无数次的软组织损伤进行了有效治疗。肌肉劳损和肌腱炎困扰着每一个足球运动员,但适当的护理和治疗可使其影响最小化。约翰的智慧和指导,以及他对待运动员的特殊方法总是能让我重返运动场。

　　直到现在,约翰仍然在帮助我。作为一名年轻国家队的教练,我非常专注于自己的训练,经常会有肿胀和淤伤。最近我做了一次膝关节手术,在约翰那里做了JAG理疗。当地的足球俱乐部和新泽西足球学院对所有运动员训练和理疗都采用约翰的JAG治疗方案。约翰的专业知识是非常宝贵的工具,在任何时候,我的运动员或是我自己有关于训练和治疗的问题时都会咨询他。

　　现在,我知道有一些简单的技术可以防止很多损伤,现在有很多方法是我当时踢球时不知道的。例如,我现在每天使用泡沫辊,但我不敢相信20年前竟然没有人发现这个东西。这只是一个简单的观念。我们不能让U20的运动员没有泡沫辊。当我踢球时,如果我能懂得如何照顾身体,就能够避免更多的肌肉撕裂。

　　有很多方法可以增强腿的力量以防止损伤。在每一级别,防止损伤对所有专业球队都非常重要,我们需要有这样的准备和意识,就是如何将损伤降低到更低的水平。对年轻的球员,以及他们的父母和教练都要进行教育,使他们了解如何进行专业的足球运动准备活动。

　　对于足球运动,运动员需要在速度、敏捷性和平衡上下工夫。这些都是我们过去没有做过、但对预防损伤有效的事,很多都非常简单,在室内5分钟就可以完成。只是需要额外多花费一点时间,但对运动行之有效。

　　本书对年轻运动员以及其父母和教练来说是一个有用的工具,可帮助他们了解足球运动损伤,如何预防损伤以及损伤发生后如何护理。目前互联网上有很多可用的信息,但其中很多都没有提供正确的指导,也并非来自医疗专业人员。本书可以帮助每个在信息的海洋里跋涉的人找到正确的方向。

如果足球运动员经常受伤，他们可能没有做好运动前准备活动。希望运动员及其父母和教练能通过阅读本书，为足球运动做好准备。足球是一项伟大的运动，我不希望看到球员因为受伤而沮丧，进而远离比赛。足球运动中包括奔跑、跳跃、弯腰和转向等动作也是所有年龄段人的身体能从中受益的动作。

此外，足球很有趣，这当然也很重要。

Tab Ramos

# 前　言

当我写这本书时,我回顾了过去 25 年来足球运动的巨大发展。据国际足联(国际足球联合会,足球的国际管理机构)统计,全球有 2.65 亿运动员,以及 500 万名裁判和官员积极参与世界各地的足球比赛,占世界总人口的 4%。

据国际足联报道,2006 年有 2400 万以上的美国人踢足球,30% 的美国家庭中至少有 1 人踢足球,这些数字仅次于美国的传统运动棒球。随着拉丁美洲移民到美国人口的增加,足球也更受欢迎。比赛全球化、美国球队参加国际比赛以及足球专用场地的不断建设都促进了足球运动的普及。

2012 年,ESPN 体育调查显示,在 12~24 岁人群最喜欢的运动中,足球排名第二。足球作为一项观赏性运动也越来越受欢迎,越来越多的美国人在年轻时参与过这项运动,并且现在依然热衷。

随着足球运动的普及,所有年龄段的足球运动员的受伤率都随之增加。作为 MLS 的医疗管理员和 JAG 理疗中心的主要负责人,我掌握受伤数据的第一手资料,不仅仅来自 MLS,也来自青年联赛、国际职业联赛和全国大学体育协会(NCAA)。我的工作职责还包括监督整个 MLS 医疗保健,协助并促进医疗政策和程序手册的发展,其目标是从顶级医疗保健和资源入手有效防止和治疗足球运动损伤。

在美国,有超过 300 万名青年注册足球运动员。6~75 岁有无数足球爱好者,每天都在踢球。这就解释了有无数急诊室和医生像我一样,在进行一小时又一小时的理疗或运动专业训练指导。

2010 年 2 月,*The Journal of Pediatrics* 杂志报道,足球比任何其他接触

性运动,如篮球、曲棍球和长曲棍球的损伤率都更高。15岁和更年轻的足球运动员相对年龄大的运动员发生损伤的相对风险更高。

编写本书的目的是结合我作为体育教练和理疗师进行教育的多年经验,试图让运动员留在赛场,保持运动状态,他们可以是美国国家队球员、职业球员、大学球员、高中球员、俱乐部球员,或者只是业余足球运动员。我将详细介绍每一个关节以及影响它们的常见的足球运动损伤,并将每一种损伤的诊断、机制、治疗和预防进行简化。我希望本书成为运动员、教练、裁判和家长的指南,以确保运动员在球场上的安全和健康。

在本书中,您将看到有关下肢力量系统JAG理疗或LESS方案的很多资料。在准备活动中,如果下肢和核心肌肉力量得到加强,则可以避免很多下肢损伤。为了更好地融入运动员的训练计划中,LESS方案见本书第143页至第156页。

当我取得运动训练硕士学位和理疗博士学位后,我一直对指导运动员如何照顾自己感兴趣。我总是告诉运动员、他们的父母和教练,以及医疗专业人员,"身体是工具,你需要照看好自己的工具来完成你的目标。"

在我22年的职业生涯中,我遇到过许多不同类型的运动医学损伤。在纽约大学、哥伦比亚大学和纽约尼克斯队的经历给我提供了一个很好的经验和教育平台,这为我过去16年的运动医学职业生涯做了准备。

我的职业生涯开始于我为都会之星的手术患者做康复治疗时。随着球队的发展和其他球队的参与,我通过管理和所有权变化有机会留在球队。这支球队后来被称为纽约红牛,我成为他们的首席运动教练。

我通过这种方式的教育向越来越多的足球爱好者介绍了有关损伤及其预防的知识。美国职业足球大联盟的主管们对我的知识和经验印象深刻,2006年他们让我成为该联盟的医疗协调员。这个职位给了我与球员和全世界足球医疗团队一起工作的机会。在任何一个星期,我都会和来自足球联盟的专业人士进行协商,如英超联赛、德国的德甲联赛和西班牙的西甲联赛。我还经常和美国运动员(如Tim Howard、Claudio Reyna、Tab Ramos和Michael Bradley)聊些专业知识,这些知识已经转化为足球社区的医疗资源。

除了我在职业足球领域的背景和经验,我还拥有并经营着JAG理疗中心,这是一家私人门诊骨科运动理疗公司,在新泽西和纽约共有 8 家门诊。在 JAG 理疗中心,我要治疗不同年龄、不同类型和不同程度的患者,这要求我不仅要具备治疗职业运动员的经验, 还要具备治疗年轻运动员和体育爱好者的经验。不管您是小孩第一次踢球还是商务人士和朋友踢球,都有可能受伤。我每天都尽力治疗这些患者,使他们能 100%恢复并继续做他们喜欢的事。

我希望足球爱好者能阅读本书,以便了解足球运动员的身体状况及其在运动中的作用。父母可以了解在孩子受到不同类型的损伤时该如何寻求治疗。教练能够更好地了解在比赛和训练中如何避免损伤。当涉及严重的损伤,如慢性踝关节不稳或最常见的前交叉韧带撕裂,运动员能更好地防止反复损伤及如何康复。通过阅读本书,读者能处理简单的足球运动损伤,掌握力量、灵活度、营养和水化等方面的技巧,使他们能保持运动而不是旁观。

那就让我们一起前进和学习吧。作为我的老朋友和传奇的美国足球教练,鲍勃·布拉德利(Bob Bradley)会说:"让我们来竞争,加油!"

# 致　谢

感谢 Kayla Devlin 协助这个项目每一天所表现的支持、组织力、耐心和职业道德。你的帮助使我梦想成真。

诚挚感谢 David Motisi 长久的协助，使我能将思路转化成文字并跃然纸上。你是真男人！

尤其感谢 Lindsay Berra 的伟大工作。你的书写和编辑能力使本书引人入胜。没有你的努力本书将很难出版。

感谢 Joseph Persico, Erin Quinn 和 Kayla Devlin 的插图，这些人体力学插图有助于减少很多损伤。

感谢 JAG 理疗团队在整个项目中提供的支持。JAG 团队继续前进！

# 献　词

　　谨以此书献给我的妻子 Dawn 和我的孩子 ,Stephanie 和 Charlie。你们的支持和爱帮助我坚持每一天。你们的微笑是我追逐梦想和实现目标的动力。

# 目　录

# 第 1 章

# 青少年损伤

作为青年运动员的教练和父母,我们最关心他们的成长和发育。不论运动员处于职业生涯的哪个阶段,成长和发育都是周期性的,都有提高的空间。以不同的训练方案使他们对职业运动保持兴趣和互动,我们确信这些青年运动员不仅可以在运动领域取得成功,在生活中也可以是成功的。

当然,如果足球运动员能够避免运动损伤,本书就没有必要讨论这个问题。对青年运动员的伤害往往源于不同的生长模式和疾病,合并急性或慢性创伤。然而,通过恰当的护理和合理的治疗过程,这些青年特定的问题就容易解决了。

## Sever 病

Sever 病又称为跟骨骨骺炎,是跟骨生长板或骺板的炎症导致的疼痛性骨病。生长板是生长发育过程中骨组织生长的区域。随着时间的推移,软骨细胞变为骨细胞,生长板膨大并连接在一起,这就是骨骼的成长。

跟骨骨骺板是跟骨生长中心,位于跟腱附着点(见图 1.1)。Sever 病是发育期儿童最常见的后跟疼痛原因,特别是活泼的儿童。这种疾病常见于成长期的青少年,8~13 岁的女孩和 10~15 岁的男孩。在这一年龄段,青少年发育非常快,骨骼从不成熟逐渐完全成熟。Sever 病很少发生于年龄较大的青少年,因为跟骨骨骺在 15 岁就会闭合。

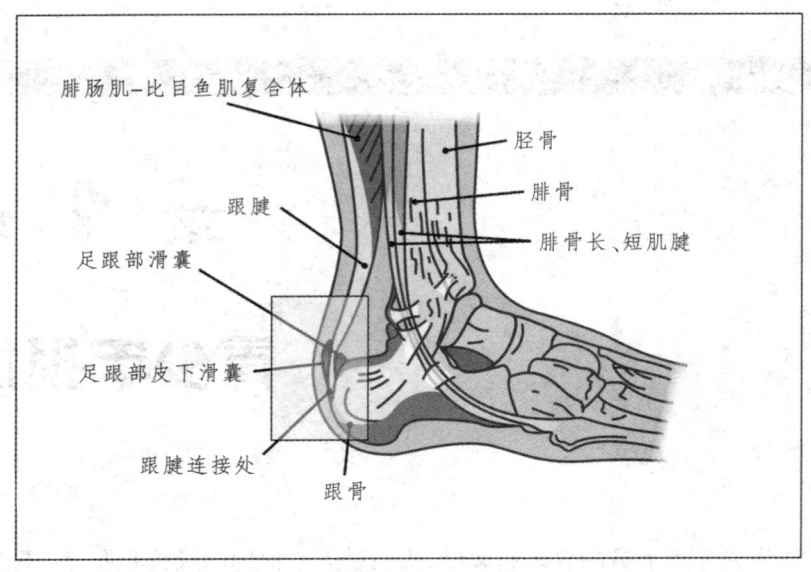

腓肠肌–比目鱼肌复合体

跟腱

足跟部滑囊

足跟部皮下滑囊

跟腱连接处

胫骨

腓骨

腓骨长、短肌腱

跟骨

图1.1　解剖：跟骨跟腱附着点。

## 损伤机制

当青少年进入青春期，跟骨的生长速度比其周围小腿肌肉和肌腱快。这会导致跟腱或腱束等肌肉和肌腱变得很紧，并直接牵拉跟骨生长板或跟骨。压力和张力的增加会刺激跟骨，特别是在活动时加重。随着时间的推移，反复的压力会破坏生长板，导致Sever病，表现为肿胀、压痛和疼痛。

虽然Sever病可发生于任何生长期的儿童，但某些情况会加速它的发展进程，如内翻足、足踝卷起、平足或高弓、短腿综合征（其中一条腿比另一条短）和儿童肥胖等。

## Sever病的症状和体征

Sever病的症状最常见于跑步运动员（当然包括足球运动员），通常包括足跟痛、紧张、肿胀，有时擦伤。疼痛会随着跑步和跳跃活动的增加而加剧，穿紧鞋或靴可能会加剧疼痛。

## Sever病的治疗

Sever病的早期诊断有利于提高治疗成功率，降低远期治疗的困难。记住,当运动员开始出现后跟疼痛时,医师或理疗师就可评估症状的进程。

Sever 病的最初治疗目标是减轻炎症,从而减少疼痛。最好的方法为 RICE 治疗方案:休息(rest)、冰敷(ice)、加压(compression)和抬高(elevation)。

后跟冰敷的最好方法是使用冰敷杯(见图 1.2),每次 15 分钟左右,一天 4 次。一旦早期炎症反应消退,可以对跟腱开始一个灵活的方案,即将跟腱放置在增长板上限制其张力。治疗目标为增强止于跟骨的肌肉和肌腱的弹性(见图 1.3)。

治疗无法改变儿童的生长进程,也无法确定生长进程的开始和持续时间。出现症状时,必须进行休息和调整运动等治疗。休息是解决 Sever 病的重要方法,休息后跟骨压力会减轻。运动员必须在场外坐一段时间,让疼痛

| RICE 原则 | |
| --- | --- |
| 休息 | 避免负重。意味着中断、改变或停止任何增加疼痛或酸痛的运动 |
| 冰敷 * | 每天 3~4 次,每次 15 分钟。记住不要留置时间过长,避免潜在皮肤损伤 |
| 加压 | 用弹力绷带固定受伤部位,帮助限制炎症 |
| 抬高 | 坐着或躺着时用枕头抬高患肢。身体重心作用有助于缓解炎性肿胀 |

\* 关于冰敷的说明:对于肌腱损伤者,冰按摩比简单放置冰袋或冰豆于损伤部位要好得多。用迪克西杯冰冻水,去除多余的纸,用杯子按摩受累区域。按摩对减轻受累区域的炎症和疼痛更有效率。

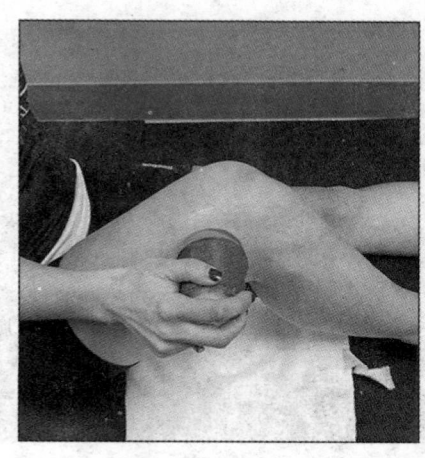

**图 1.2** 冰杯按摩:针对浅表组织的冷冻疗法。冷冻半剂量杯水,去除多余部分,在皮肤上冰敷 10 分钟,或直到皮肤有充分的麻木感觉为止。

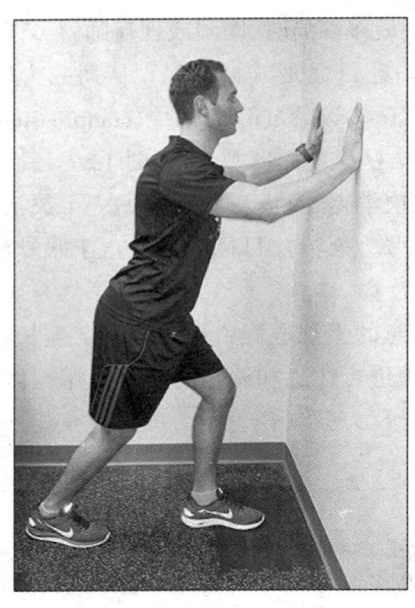

**图 1.3** 小腿伸展:将足跟牢牢放置在地面上,另外一只脚向前,适度牵拉小腿。

和肿胀消失。在 Sever 病中,医师甚至会选择支具制动以便康复(见图 1.4)。这一方法可以使运动员无痛行走,以提高足和足跟的强度和灵活性,这对成功治疗很重要。

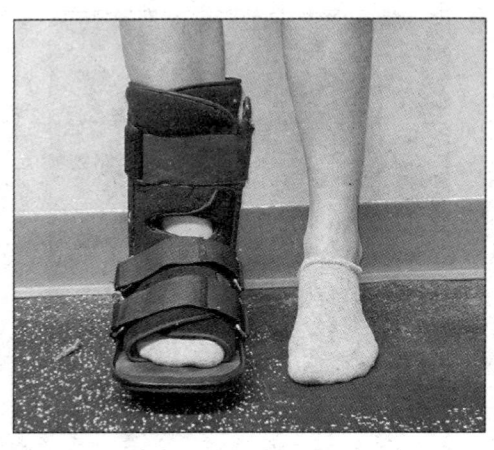

**图 1.4** CAM (控制性踝关节运动)足部固定和踝关节运动控制允许运动员负重和被动活动,同时达到愈合。

经过足够的时间恢复强度和灵活性后，就可以开始功能性和特殊运动性活动，以便运动员重新开始运动。最开始，运动强度控制在 50%~70% 的水平，让运动员参与运动而不使后跟受伤。对于这些运动员，低强度足球运动训练比应力性长跑更有效。

记住，不要忽视足部！足底筋膜的弹性可以通过分散足跟和其上方地面反应而缓解 Sever 病的症状。单纯牵伸有效，深层组织按摩效果更好，可以通过在一个坚实的球上滚动足部来缓解粘连（见图 1.5）。这一方法同样可用于小腿肌肉。

根据足球靴的类型和适应度，足球运动员也需要保护足弓支撑或后跟提升区域，减少已经受感区的直接损伤。

# Osgood-Schlatter 病

Osgood-Schlatter 病即胫骨结节骨骺炎，与 Sever 病类似，但发生在膝关节而非足跟。疼痛和炎症发生在胫骨近端髌腱止点处，即在膝下方骨性突起处（见图 1.6）。这些突起在有些个体尤为突出，通常导致与 Sever 病相同的力学反应。通常，在运动和跳跃活动时，紧张的股四头肌肌腱会拉紧生长板。当青少年运动员处于快速生长期时，Osgood-Schlatter 病就会发生。在大多数情

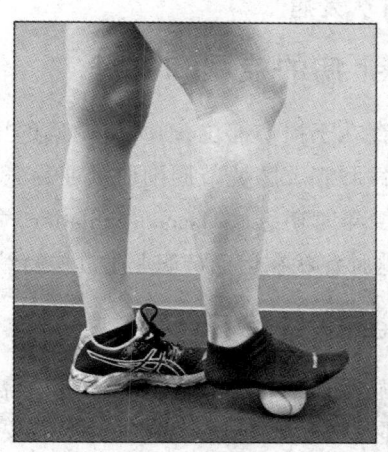

图 1.5　肌筋膜组织松解：用网球或高尔夫球进行足底筋膜深层组织按摩。将可承受的压力通过足底部传递到球，轻轻地向前或向后滚动球。

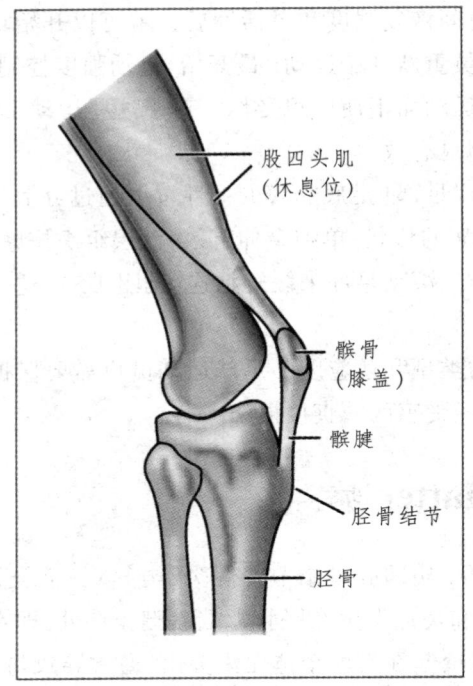

股四头肌
(休息位)

髌骨
(膝盖)

髌腱

胫骨结节

胫骨

**图 1.6** 解剖:股四头肌附着点的胫骨结节。

况下,它发生于一侧膝部,男孩比女孩发病率高。该病相对较为常见,大约每5名青少年运动员有1人发病。

## Osgood-Schlatter 病的症状和体征

肿胀和炎症直接存在于损伤部位,通常有明确的压痛点。在胫骨近端、膝关节周围可见弥漫性肿胀。膝关节周围肌肉变得紧张,包括半腱肌、半膜肌和股四头肌。在青少年时期患过 Osgood-Schlatter 病的成年人仍然可见异常突出的骨性包块。这种症状在运动员职业生涯中持续存在,必须加以处理。

## Osgood-Schlatter 病的治疗

Osgood-Schlatter 病可能会因运动而急性加重,需要一段时间的 RICE 方案治疗,以减轻膝部疼痛和肿胀。炎症控制后,需要制订一个逐渐增加膝关节周围肌肉弹性的训练计划(见图 1.7)。需要有一个良好的股四头肌强化训练方案,开始应设置肌肉(如股四头肌)训练表,随后进行闭合链运动练

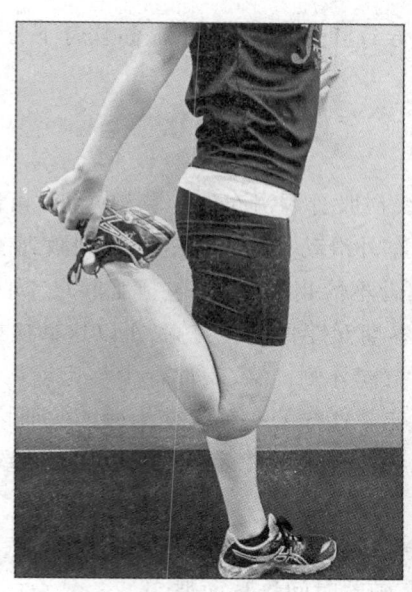

**图 1.7**　站立位股四头肌牵伸:站立时支撑,屈膝,抓住足,向上拉,保持髋关节张开和伸展。尽量不要弯曲髋关节。

习(肢体接触地面或另一个稳定的表面,如深蹲和弓步)。应避免进行开放的动能链训练(肢体不接触地面或其他稳定的表面,然后活动,如腿部伸展),因为这些运动会加重症状而导致损伤。应根据疼痛严重程度和功能失调水平,在必要时应用抗炎药物或非甾体类药物。

随着运动员疼痛减轻和弹性增加,其可以逐渐恢复运动。再说一次,虽然我们无法改变儿童的成长方式,但我们可以通过消除对该区域的运动刺激来减轻 Osgood-Schlatter 病症状。如果运动员传球、运球和加强训练感觉较好,而跑上坡会加重疼痛,教练则需要在训练方案上做一些调整。其目标是让运动员留在场上,而不是由于训练后短跑而坐在场边。父母、运动员和教练一起合作对 Osgood-Schlatter 病的症状和体征进行适当的处理非常重要,以使运动员得到理疗师或运动训练者的护理。

## 髌股关节综合征

髌股关节综合征是青少年运动员过度使用损伤,为髌骨或膝盖骨下软骨磨损所致。其会导致膝盖骨软化、粗糙和软骨下骨变性，称之为髌骨软化症。

## 损伤机制

通常，髌骨轨迹线在股骨髁滑车线上，其应力尽可能散布在边缘区域。如果髌骨倾斜或在滑车外滑动，应力不平衡，可刺激到髌骨软骨。先前存在的不同病变可导致髌骨不恰当的轨迹，包括肥胖足、内外翻膝、肢体肌肉或髋关节无力。由于青春期女性骨盆会变宽，所以这种疾病女性多于男性。股四头肌肌腱会将髌骨拉向外侧，导致女性青少年运动员更易患髌骨半脱位，导致膝关节的生物改变。这样的一种病变为股四头肌内侧的股内侧肌慢性无力。这一肌肉可提供膝关节的稳定性，其无力会导致髌骨不恰当的运动轨迹。

重复的髌骨半脱位或髌骨后部创伤（股骨滑车沟的侧关节面）也会导致摩擦或膝盖软骨磨损，随着时间推移而退变。

## 髌股关节综合征的症状和体征

髌股关节综合征导致髌骨生物力学改变，进一步引起炎症反应，导致膝盖后部疼痛和肿胀，也可以引起代偿性步态改变。活动可能引发疼痛，长时间坐位时，膝关节适度弯曲也可能导致疼痛，这是被称为"戏剧"或"电影观众"征的髌股关节综合征。运动员也许会抱怨膝关节前方有紧或涨的感觉。髌股关节综合征不一定引起严重疼痛，但可导致长期的慢性退行性病变。

## 髌股关节综合征的治疗

髌股关节综合征的疼痛如果可以忍受，大多数运动员可承受并愿意继续运动。然而，如果处理不当，髌股关节综合征可进行性加重并需手术干预，如髌骨骨折或骨裂。

最开始，髌股关节综合征可用 RICE 原则减轻炎症。内科医师可用抗炎药物或 NSAID 药物。除立即治疗控制疼痛和炎症外，还必须改变膝关节的生物力学，以纠正导致髌股关节综合征的病因。

在合理顺序下优先激活股内侧斜肌非常重要，以使其强壮从而将膝盖向内拉回正常位置（见图 1.8）。最简单的方法是通过单独和联合训练，如股四头肌锻炼，包括直腿抬高、收腿抬高和站立位过度伸膝（见图 1.9）。加强外

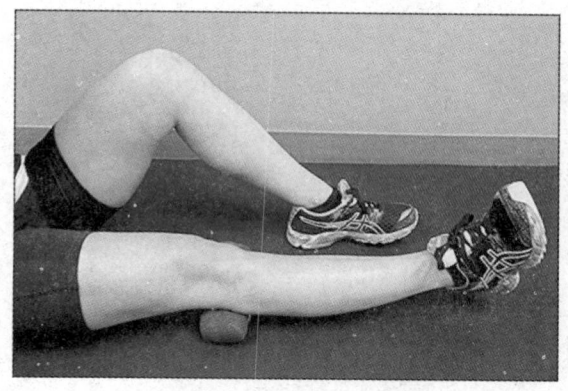

图 1.8 股四头肌锻炼:肌肉锻炼可加强股四头肌并恢复神经肌肉控制。把一个垫枕放在膝盖后面绷紧股四头肌,足后跟抬离地面或桌面。

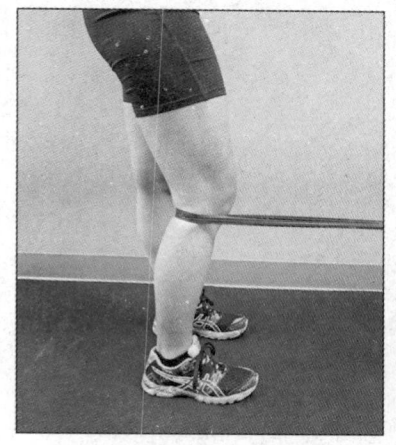

图 1.9 TKE(膝盖扩展终端):闭合动力链,绷带对抗屈膝 30°活动行股四头肌力量训练。轻轻弯曲膝关节,看着足趾,在完全锁定位置前完全伸展。

展肌和髋关节伸肌有助于降低髌股关节综合征的发病率。

如果治疗不当,髌股关节综合征可导致越来越严重的问题而需要手术治疗。

(曹洪辉 译  陶旭 校)

第 **2** 章

# 过度运动损伤

这一章将讨论足球运动员过度运动导致的损伤,但在讨论之前,必须弄清楚急性损伤和过度使用损伤的区别。

急性损伤通常是单一外伤事件的结果,如碰撞、摔伤,具体类型包括骨折、扭伤和脱位。如果运动中突然听到"砰"的一声或感觉被突然牵拉了一下,你就可能遭遇了一次急性损伤。过度运动导致的损伤病史通常很模糊,没有一个明确导致损伤的特别时间,这些损伤是长期的骨、肌腱和关节慢性损伤的结果。

当我们运动时,骨、肌肉、肌腱和韧带一方面变得更为强壮,另一方面在运动中也会出现断裂。然而,如果组织重建无法修复这些微损伤部位,则会出现临床上明显的损伤。

正如我们所知,足球是一项竞技性运动,包含许多重复性活动,如跑动、拦截和踢等动作。足球运动员承受这些特殊应力,经常会引起慢性过度使用损伤,特别好发于足部、膝关节和髋关节。下文介绍一些临床上常见的损伤。

## 跟腱炎

跟腱由两块肌肉——腓肠肌和比目鱼肌共同延续融合而成,止于后跟或跟骨(见图2.1)。

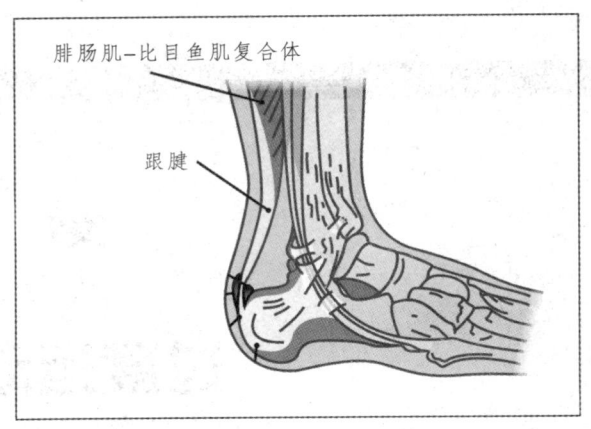

腓肠肌-比目鱼肌复合体

跟腱

图 2.1　解剖：跟腱。

肌腱炎指肌腱的肿胀或炎性反应。在这个炎性反应过程中，损伤组织细胞释放化学物质，导致血管渗透性增加，血细胞渗漏到组织中，最终导致肿胀。

在正常的健康组织中，肌腱和腱鞘可以自由滑动。由于重复性的滑动甚至强度的变化，继而会引起炎性反应，导致液体渗出到肌腱腱鞘中，引起肌腱和腱鞘之间摩擦力增加。当发生这种情况时，运动员的典型症状是感觉到轻度疼痛或不适。如果运动员患处持续性出现此应力刺激，炎性反应增加，会导致肌腱和腱鞘之间间隙越来越小。

必须注意的是，患者症状会随着持续使用而加重。退变性肌腱炎症的累积影响会导致组织损坏和肌腱炎加重。肌腱炎根据严重程度分为Ⅰ期到Ⅳ期。

## 跟腱炎的分期

Ⅰ期：活动后疼痛。功能正常，无步态改变，能够正常行走和跑步。

Ⅱ期：活动时和活动后疼痛。足球运动员仍然可以参与运动，因为热身运动可以增加局部的血液循环并减轻疼痛。运动员可能短时间内感觉很好，但肌腱并未愈合。

Ⅲ期：活动时和活动后疼痛时间延长。或需要使用止痛药，运动距离缩短或有步态改变。运动员无法达到最佳的运动水平。

Ⅳ期：跟腱出现真正的撕裂，可能需要外科介入。

## 跟腱炎的症状和体征

足球运动员通常描述早晨起床后足部最初接触地面时，感觉跟腱区域紧张或疼痛。活动时减轻，固定不动时变得紧张和疼痛。

当足球运动员持续踢球时，开始感到沿跟腱走行处持续疼痛，如果没有得到合适的治疗，会进展为跟腱撕裂。跟腱撕裂是非常严重的损伤，需要外科手术干预，恢复期接近 1 年。较轻的跟腱炎很容易修复，所以跟腱炎应尽早治疗。

跟腱周围可观察到水肿，活动时或一天中某个时候水肿会加重。

## 跟腱炎的预防

跟腱炎的预防有几种简单方式，只要足球运动员理解训练过程即可。简单来说，不能做太多训练，竞技性运动前必须有准备活动。运动应逐渐从低强度、低频率到高强度、高频率，逐渐进展为一个平台期，继而过渡到合适的生理适应，最终成为一个自然的过程。

人体非常奇妙，几乎可以适应任何可以想象的环境。通过足球训练，运动员身体可得到塑造，从而适应足球场上各种完美的表现。闭上眼睛，想象一下奥林匹克举重者，然后想象所有的力量训练以及所有使他们身体更适合举重的技巧训练。他们通过独特的训练方案，机体逐渐适应了移动重物的体外刺激。

当然，所有的这一切都不能在一夜之间完成。根据我们参与的运动项目，我们必须花足够的时间改善这些运动需要的技巧。通过逐渐增加训练负荷和强度，最终可以允许我们的身体恢复并适应这些运动。当我们打好成为优秀足球运动员的这些基础后，我们在这些运动中会表现得更加自然和优异。

其他预防性措施包括穿合脚的鞋，运动前适当的热身运动，以及通过不同的牵伸训练和深部组织按摩维持机体弹性（见图 2.2）。

此外，足球运动员训练方案中训练地面不应该经常改变，也就是说不应该在混凝土地面和草地上训练转换得过于频繁。

## 跟腱炎的治疗

跟腱炎易于治疗。跟腱炎合适的治疗核心是找出病因。一些原因可能包括：

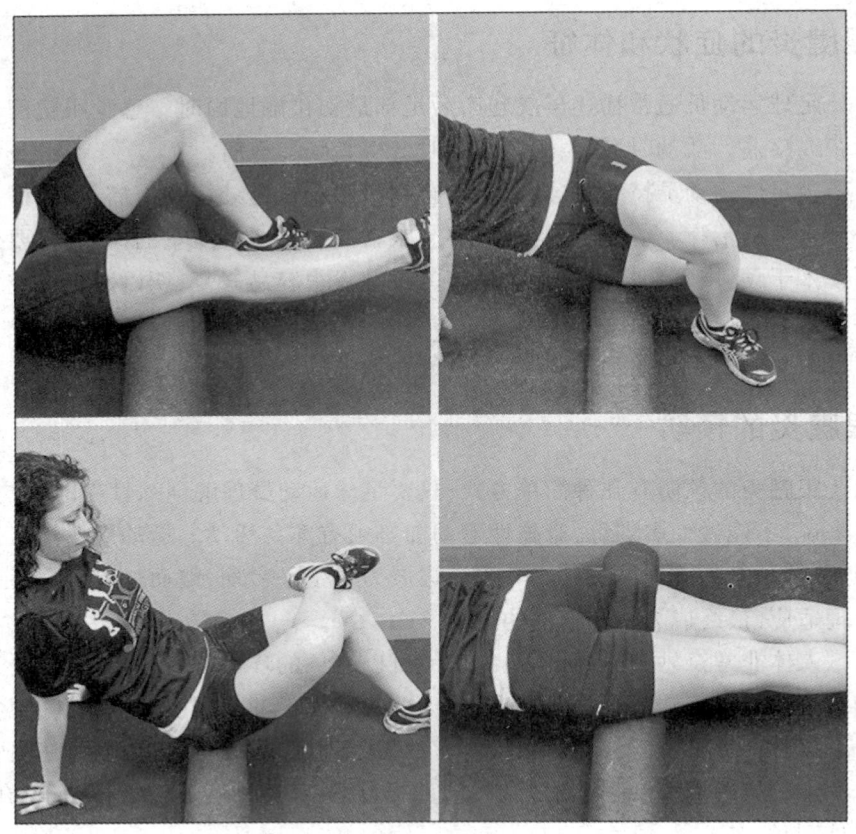

**图 2.2** 圆滚柱:通过圆滚柱可以将自身身体重量加压到身体不同组织,通过圆滚柱的滚动对肌肉全长以及深部组织起到按压作用。通常,每个肌肉组按压 1~2 分钟。

- 强度改变。
- 运动前未进行合理的热身或牵伸训练。
- 训练地面的改变(硬的和软的地面)。
- 奔跑强度过大或频率过多。
- 持续性的、重复性的跳跃和铲球动作。
- 换鞋,鞋不合适,或是鞋没有起到支撑作用。

通过限制或去除以上因素从而减缓或反转炎性反应并治疗肌腱炎。

在治疗足球运动员前,了解运动员的行走方式非常重要。是否可以观察到步履蹒跚?运动员是否更喜欢使用优势侧?运动员是否在加速、减速、跳跃或滑铲时存在困难？

如果对以上任何问题的回答都是肯定的，则跟腱很可能有了某种程度的炎症。此时，应对运动员采取休息、冰敷、按摩和抬高处理（见第 3 页的表）。

如果疼痛严重，建议就诊听取医师的建议和评估，以得到专业的治疗建议。虽然跟腱炎并不经常需要外科介入，但采用支具和石膏制动常可受益。如果在受伤早期阶段得到重视，则可避免其进展为严重阶段。

如果跟腱炎只引起酸胀和疼痛，并未引起运动员步态和竞技水平的改变，我推荐：

- 双侧跟骨抬高以减轻跟腱和腓肠肌的张力（双侧都穿矫形鞋）。
- 良好的热身和常规牵伸训练。
- 改良运动方式。

当跟腱周围的炎症减少，疼痛也将减轻。当运动员开始感觉原区域疼痛和紧张减轻，在增加机体柔韧性和之前建议治疗的基础上，运动员再回归赛场前应进行改良的进展性训练。

对于跟腱炎，运动员进行之前一半的训练量和强度常可获得成功的恢复。这意味着仅需要将训练量减半，如果整队做 10 个短距离冲刺，该运动员只需要做 5 个；如果整队训练 1 小时，该运动员只需要训练 30 分钟。如果运动员从此康复训练中受益，则可逐渐达到标准训练的 75% 和 80%，最终达到100%。如果跟腱炎症状加重，运动员则应就诊于理疗师或训练指导者，从而得到专业的建议。

临床上，我们可以采用不同的治疗模式和器械来增加跟腱的血供，这将有助于减轻水肿和炎症。

职业运动医学医师可以采用不同的按摩和牵伸训练来治疗。当损伤处得到充分的治疗时，则可开始进行力量和协调性训练，为回归赛场做准备。

当前期治疗取得明显效果，则运动员可以开始功能性训练。足球运动特有的训练包括奔跑、跳跃、后退和向一边的滑铲等。当可承受基本运动量时，则可开始恢复一般的足球技巧性训练。最终，运动员回归赛场，并可完全胜任赛场上各种活动。

在职业生涯中，我见过很多过早回到赛场的跟腱炎病例。虽然充分的治疗能够有效减轻损伤，但运动员的整个赛季甚至整个职业生涯的表现都不佳。我也见过一些运动员由于在跟腱部分撕裂的损伤早期未得到合理治疗，导致整个赛季坐在替补席上的病例。

正如我们所知，为了能够继续从事钟爱的足球运动，必须采取一些必要的步骤来保持运动员平时以及在运动过程中的健康。

## 髌腱炎

当我们讨论足球运动员的腿时，很大程度上是讨论患者的膝关节。足球运动本身会导致下肢很高的损伤发病率，膝关节损伤在这些损伤中占了很大一部分。

膝关节常见的慢性损伤是由于膝关节反复屈伸运动导致的髌腱炎。髌腱炎发生在膝关节线下方，髌腱的正前方。髌腱可控制股四头肌的运动，其止于小腿胫骨结节，胫骨结节在膝关节下方约 2 英寸（1 英寸=2.54 厘米）。

重复性的奔跑、跳跃和踢这些动作会引起髌腱和其腱鞘的摩擦。这些摩擦不可避免地导致了炎症的发生，然后继发髌腱前方的肿胀。髌腱炎的进程也导致膝关节变紧和肿胀。运动员将会出现上下楼梯、上下车、长时间奔跑（特别是上下坡）、重复性跳跃以及足球竞技运动本身的障碍。

髌腱炎又经常被称为跳跃膝。与各种类型的肌腱炎一样，根据其严重程度，髌腱炎分为 I 到 IV 期（见第 12 页跟腱炎的分期）。

## 髌腱炎的预防

有一些简单的方法可以预防并治疗髌腱炎。在髌腱炎早期，可以针对不同的地面穿合适的鞋：如适合在草皮上使用的草地鞋，其具有防滑的鞋钉；室内穿平底鞋等。

**柔韧性**：维持髌腱的弹性，预防髌腱炎的出现。图 1.6 和图 5.3 显示了两种简单的股四头肌牵伸，在训练或比赛前后间隔 15 秒训练 3 组。除这种固定的牵伸外，运动员可进行热身运动以增加该部位的血供。一般原则是，运动员应进行适当的热身，一旦运动员开始出汗即可开始足球相关的各种训练活动。

**肌力减弱**：虽然运动员仍能够在运动场训练，但股四头肌肌力太弱以至于不适合竞技性足球运动。这种情况尤其好发于青少年女性运动员，所以对足球运动员来说，加强踝关节、膝关节和髋关节周围肌肉的力量非常重要。大多数髌腱炎采用股四头肌常规训练，包括力量增强性训练、功能性训练和柔韧性训练。这些治疗模式应该在整个赛季渐进性进行。

## 髌腱炎的治疗

当然,早期介入是最好的治疗(除预防外)。如果运动员感到不适,特别是他们的步态发生改变时,应寻求职业运动医师的帮助。职业运动医师可诊断并消除引起这些不适的病因,缓解运动员的症状。应该考虑训练强度和重复性运动的训练量,如奔跑、弹跳和踢球这些因素。可能要对实际训练方式以及训练日程进行改进。如果早期治疗,髌腱炎很容易治愈,然而,如果没有得到合理的或合适的治疗,运动员将在很长的一段时期内处于较低的运动状态。

对于最初的疼痛和肿胀,使用 RICE 原则可以得到很好的缓解(见第 3 页的表),此外也可使用本章介绍的牵伸训练。

如果髌腱炎进展得更为严重且步态特征改变,常规的治疗模式包括改进操作模式、改进运动方式、采用理疗模式、用手按摩、冰敷、力量训练、弹性训练、功能性力量渐进性训练(见图 2.3)、针对特殊运动的回归性进展性和

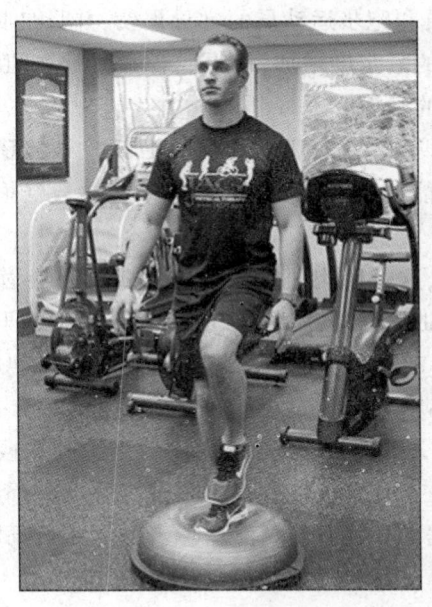

**图 2.3**　Bosu 平衡训练:保持踝关节、膝关节和髋关节稳定,单腿平衡保持 30 秒,重复 3 次。可选择的其他训练措施包括滚球训练,以增加机体平衡能力,最终回到赛场。

最大幅度训练。

正如之前多次建议，患者不能从治疗中直接返回赛场，在返回赛场前应至少康复训练一周。

许多患者在髌腱炎得到治疗前已经等待了很长时间，或者是患者完全忽视了，导致髌腱的退变。有时，由于髌腱损伤严重需要外科医师介入，或采用类固醇或富含血小板的血浆注射或清理，修复甚至切除退变的肌腱，各种方案都有不同成功率的报道。对于足球运动员，髌腱炎的治疗目标应为尽早治疗，并尽可能保持运动生涯。

## 髂胫束综合征

继续关注足球运动员的其他下肢疾病，我们谈一下髂胫束的问题。大多数具有髂胫束功能异常合并疼痛的患者主诉膝关节外侧疼痛。但大多数人没有意识到髂胫束起源于髋关节外侧（髂棘）伸肌筋膜，沿股四头肌外侧走行，止于膝关节下方胫骨上。

髂胫束综合征(ITBS)通常是由髂胫束远端和股骨髁外侧之间的摩擦所致。它是足球运动员和跑步运动员的常见损伤，并且是膝关节外侧疼痛的主要病因。股外侧肌的紧张度增加，使得股骨和肌腱之间的间隙减小，最终增加了膝关节屈伸时的摩擦。

由于肌腱跨越两个关节，肌腱衰弱的平面会导致膝关节和髋关节在行走和奔跑时发生功能改变。正常步态的偏移会导致受损区上下其他关节的代偿。

从机械角度看，这一肌肉肌腱复合体对膝关节在奔跑中的稳定非常重要。当膝关节在屈曲状态时，髂胫束在股骨（最粗壮的下肢骨）后方，而膝关节伸直时，其在股骨前方；也就是说，髂胫束随着每次伸屈膝而活动，之间的摩擦会导致炎症反应。

ITBS可表现为关节僵硬、沿着髂胫束的组织肿胀或整个髂胫束的增厚（而不是仅仅在膝关节周围）。一些患者描述为膝关节外侧蜇痛、烧灼痛或膝关节周围麻木。根据ITBS的严重程度，患者的症状可局限在膝关节，也可扩大到髋关节。

随着炎症的进展，疼痛程度可从最初活动后轻度不适到变得越来越严重，持续时间也越来越长。疼痛通常出现在足接触地面时，且在活动后变得更加严重。通常在从坐到站立的姿势变换或上下楼梯时疼痛会变得更加明显。日常活动时也会出现疼痛,需要及时治疗以减轻症状。

## 髂胫束综合征的预防

髂胫束综合征也是一种过度运动损伤,一些因素可以加速这种损伤。如果运动员在凹凸不平的场地上训练,如下坡、上坡或在一个防水堤上,身体必须做出调整。看一下你训练的街道,是否有陡的上坡或下坡?路中间是否比路肩要高?经常在这样的训练场地跑步会由于运动代偿而导致不平衡。

肌肉不平衡可能是 ITBS 的另一个原因。对内外侧股四头肌分析发现,如果外侧过度活动会引起髂胫束的过度紧张。髋外展肌力量减弱也可能是髂胫束疼痛的原因。理疗师可以指导患者如何加强股四头肌力量,并使股四头肌在合适的收缩下工作。

训练方式不正确也会造成 ITBS。运动员在大运动量前需要有合适的热身和放松,并且运动不应过量、过快或过于频繁。

可通过牵伸训练维持髂胫束的弹性(见图 2.4),通过泡沫轴预防髂胫束综合征的发生。

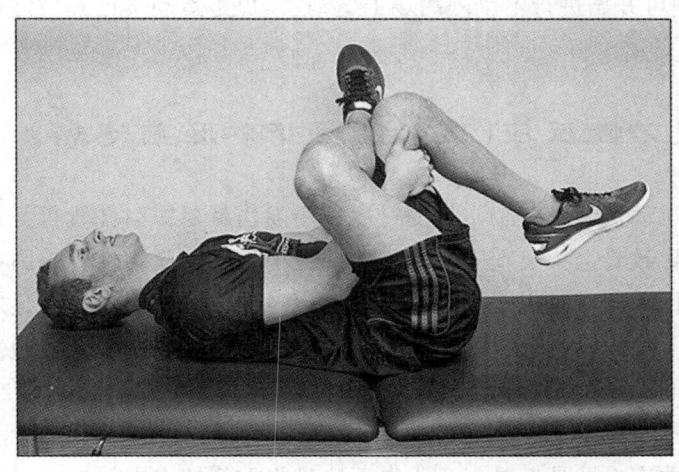

**图 2.4** 梨状肌牵伸:坐位,将右足置于左膝上,呈"4"字姿势。躺下,屈曲左髋,抓住左大腿作为支撑。此牵伸可以在右侧臀部感觉到。然后在对侧重复进行。

## 髂胫束综合征的治疗

请记住，髂胫束综合征不仅仅是一种膝关节过度使用损伤，因为它的起点在髋关节。所以针对其的治疗应包括 TFL 近端和远端关节，即膝关节和髋关节，同时还应关注股外侧肌。

由于导致 ITBS 的原发性机制是膝关节持续伸屈，所以减少或完全消除这一致病因素非常重要，最简单的方法就是彻底休息几天。

和任何损伤的最初治疗一样，髂胫束综合征治疗的第一步就是通过休息、冰敷、加压和抬高来减轻疼痛和炎症（见第 3 页的表）。此外，任何过于紧张的肌腱都应每天施行常规的牵伸训练来增加其内部弹性。如果在 ITBS 出现早期即给予合理关注，可以很容易地处理。如前所述，如果损伤进展到运动员在步态改变时每一步活动都感到疼痛，此时比较明智的做法就是寻求职业医师的帮助。

要想获得治疗成功或使治疗效果最大化，需要增加肌腱筋膜组织的血供并抑制炎症过程。当组织的柔韧性恢复，肌腱的收缩力增加，肌腱对膝关节的下压力就会减弱。

当足球运动员症状减轻时，理疗师或训练者可以开始做按摩，以增加收缩能力，逐渐恢复功能训练以及运动特异性训练。只要足球运动员对治疗反应良好，则可开始进行不剧烈的场上运动，前提是运动员已经做好了回归赛场的准备。

## 胫骨应力性反应（应力性骨折和胫前疼痛）

跑步运动员另外一个常见的过度使用损伤就是应力性骨折，是因为重复性应力导致骨上头发丝样的骨折线。在 19 世纪，应力性骨折因在普鲁士士兵重复性的行军时出现又被称为"军事骨折"或"行军骨折"。足球运动员可能不是士兵或马拉松运动员，但在常规比赛中，他们经常要跑 6 英里（1英里≈1609 米）。在足球运动员，应力性骨折常发生于胫骨（见图 2.5），虽然胫骨体积相对较小，但却承担 90%的体重。

大多数应力性骨折是由于肌肉无法吸收重复性应力的冲击，以及无法将肌肉收缩产生的力量传到骨组织所致，有些患者则是由于骨质疏松等骨性结构变弱所导致。

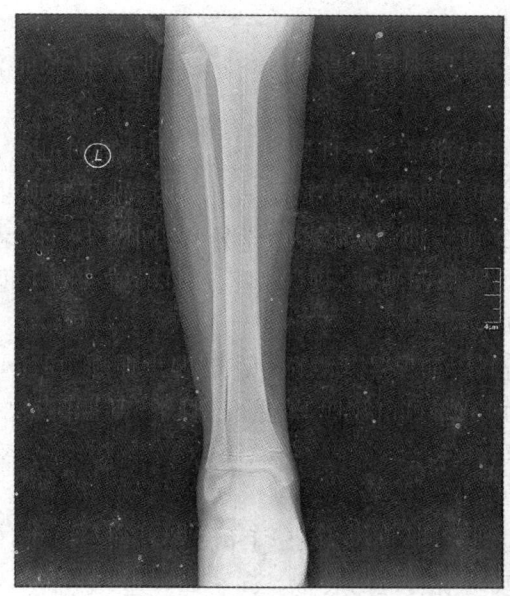

图 2.5　解剖:胫骨正面观。

　　我们机体的骨头是由活的、能够呼吸的组织构成,而非陈旧、不代谢的组织。在重复性损伤的情况下,经常会破坏骨细胞。当处于休息状态时,相当于我们机体的损伤组织得到一次修复的机会,这样就避免了骨折情况的出现。

　　应力性骨折通常是胫骨应力综合征或胫前疼痛进展的结果。胫前疼痛发生在肌肉牵拉期,在胫骨的起点。当肌肉不能缓冲应力,则骨头起着原发性吸收应力的作用。

　　当骨破坏与骨修复的平衡被打破,日积月累最终会发生应力性骨折。当骨破坏超过骨修复,骨结构最终会无法完成正常的功能。

## 胫骨应力性反应的症状和体征

　　胫骨应力性反应可在胫骨棘下方触及,一般在内侧。早期的疼痛症状一般在活动时出现,然后进展为活动后也出现疼痛。经常可在胫骨棘上触及一发热点或触痛点。

　　对职业医师来说,确诊胫骨前方疼痛或应力性骨折的方法是 X 线片、骨扫描或 MRI。如果骨折在 X 线片上已经很明显，运动员应该已经经历了很长时间的疼痛。通常，X 线片可发现骨愈合的一些证据，这刚好暗示了应力性反应。

## 胫骨应力性反应的病因

应力性骨折的部分病因为生物力学异常、平足或足弓塌陷、肌肉无弹性或肌力下降（正如我一直所讲，运动过量、过快！）、不合适的鞋，或在较坚硬的地面进行足球训练或比赛。

应力性骨折在女性运动员更为常见，当进行强化训练，而未进行合理的饮食，以及本身的血钙水平偏低就容易发生应力性骨折。这就是我们所称的女性运动员三联征。发病因素包括进食障碍、骨质疏松、月经紊乱（表现为经期痛）或闭经（生育期女性没有月经）。

当然，预防应力性骨折也依赖于平衡饮食和口服维生素 D，此外，还应保证运动员在运动时有合适的装备。

## 胫骨应力性反应的治疗

运动医学对于应力性骨折有很多不同的学派观点。我认为如果患有应力性骨折却仍持续奔跑，最终会引发完全骨折，预期会将你置于边线外 8~10 周。

我们再一次回到早期诊断。必须尽早诊断可能的应力性反应，并且要明白每位患者的恢复是不同的。由于难以区分应力性骨折和胫前疼痛，对于出现胫前疼痛的患者，最好就是停止运动并尽早接受专业的健康护理。

当下肢出现胫前疼痛和应力性骨折时，还必须记住，休息不仅仅是要求患者停止奔跑和踢足球。正常的站立和行走以及日常活动对于应力性骨折来说也属于过度运动。

应力性骨折运动员需要戴行走支具或充气支具或长腿小腿支具 4~8 周，如果应力性骨折进展为完全骨折则需要戴 16~20 周。

损伤是否需要制动取决于运动员开始任何力量或有氧运动时是否感到疼痛。

一旦疼痛减轻，恢复期便可开始恢复运动（见图 2.6）。在功能恢复训练前，踝关节必须恢复完全的运动幅度。此外，下肢肌肉拥有良好的弹性有助

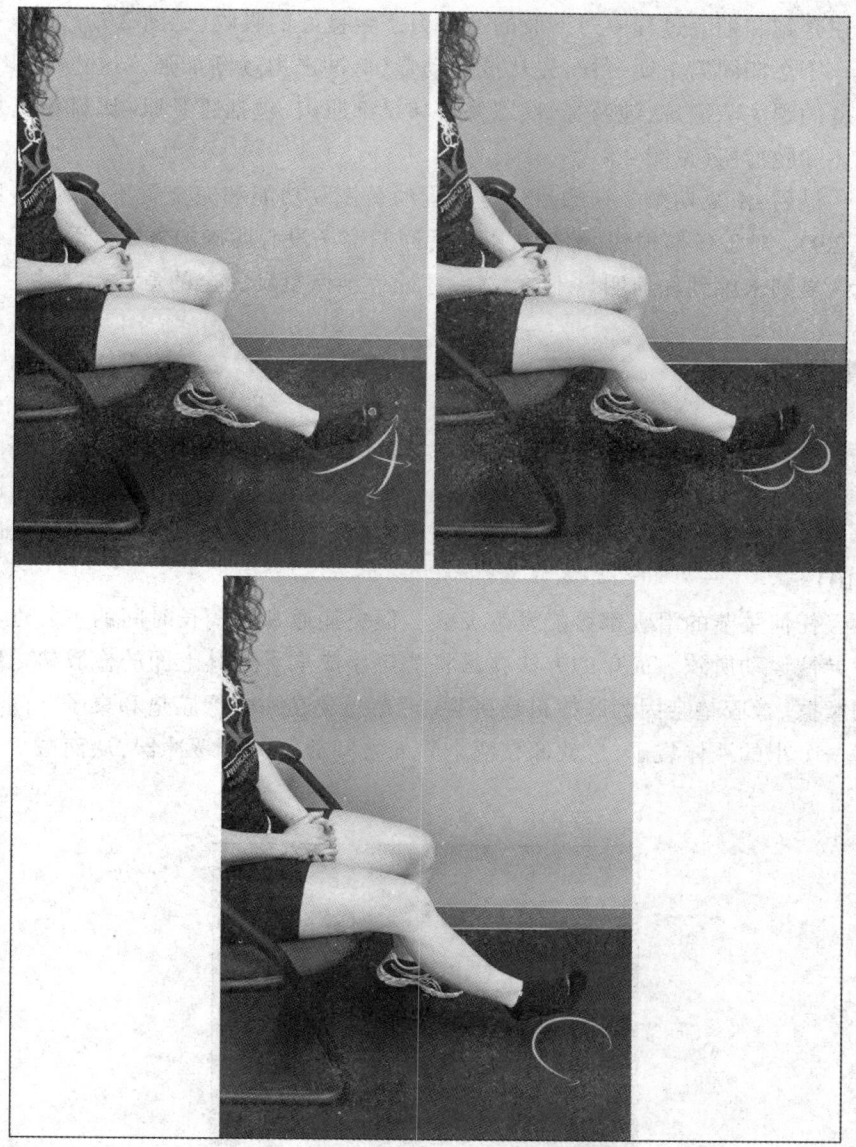

**图 2.6**　踝关节 ABC：一个良好运动幅度的训练包括足踝多平面运动。简单的方法是用踇趾在空中做书写字母 ABC 的动作。

于在奔跑和训练过程中对下肢的冲击力产生良好的吸收(见图 2.7)。

第 2 期同第 1 期一样，先从低活动量、低冲击力逐渐加强。这包括四个维度的踝关节锻炼，涉及胫骨、踝关节和足部肌肉，包括腓肠肌-比目鱼肌复合体和胫前肌(见图 2.8)。

最后，恢复期第 3 期的目标是使运动员恢复功能和完全负重的运动(见图 2.9)。对于任何损伤，如何从康复后回归赛场没有明确的方式。运动员必须恢复到未感到任何明显不适，然后才能逐渐恢复到完全的竞技运动中。

## 滑囊炎

滑囊炎是我们最后讨论的过度运动损伤。在我们的肌肉、肌腱和骨骼间存在包含少量滑囊液的滑囊，滑囊液是身体的润滑剂。这些滑囊起着垫子的作用，可以帮助关节活动，减少骨与肌腱的摩擦，从而使其更加顺畅(见图2.10)。

任何关节的滑囊都可能发生炎症，但炎症通常是较长时间的重复性和特异性运动所致。简单的方法就是将此想象成桌子和其上面的橡胶垫之间的摩擦。橡胶垫会因为摩擦最终撕裂。现在想象在一个橡胶垫和桌子之间放置一个小的液体袋子，这就像在两个界面之间放了一个缓冲器，从而减少了

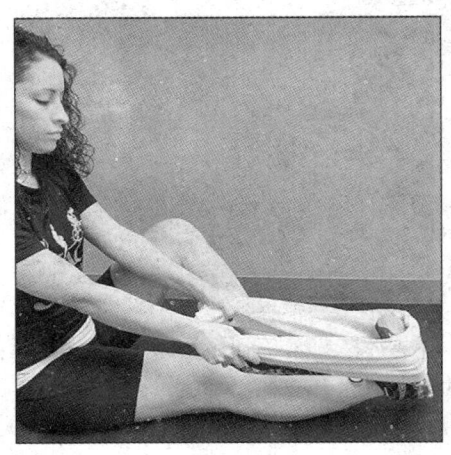

**图 2.7** 毛巾牵伸训练：坐位直立，将毛巾放在跖趾关节跖侧，然后将其沿胫骨长轴方向向膝部牵拉，保持 30 秒并重复 3 次。在急性损伤后，这种可控的跟腱牵伸非常有用。

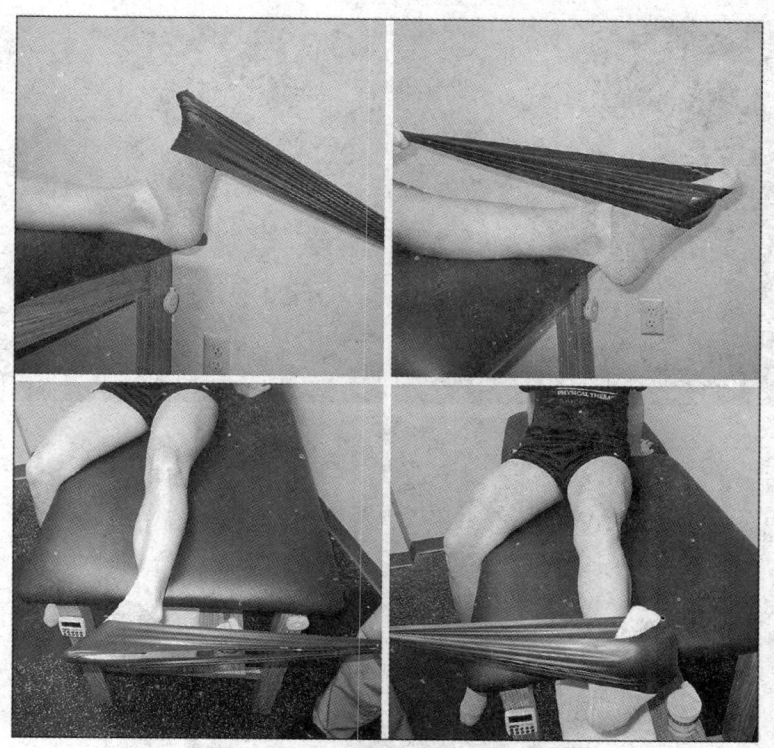

图 2.8 四个维度踝关节力量加强训练:使用赛乐弹力带作为对抗,完成 4 种运动(背屈、跖屈、内翻和外翻),每次重复 10 次,做 3 组。

桌子和橡胶垫之间(骨和肌腱之间)的摩擦。然而由于重复性损伤,即使是滑囊也可能发生炎性反应。

　　另一个需要考虑的因素是肌腱内部的可伸展性或柔韧性,或肌腱被牵伸的能力。我们再次用摩擦的带状物举例, 你可以想象一下不同的带状物。一些带状物较短,厚,且延展性很差,而其他的带状物较长,细,有很好的延展性。

　　当滑囊发生炎性变,简单屈伸运动时就会产生疼痛或发生关节僵硬。根据严重程度,关节周围可能有大量的炎性反应。不出你所料,跑步运动员和足球运动员经常发生下肢滑囊炎。足球运动员最常见的滑囊炎类型为:

- 髌前,在膝关节前方。
- 髌下,在膝关节下方。

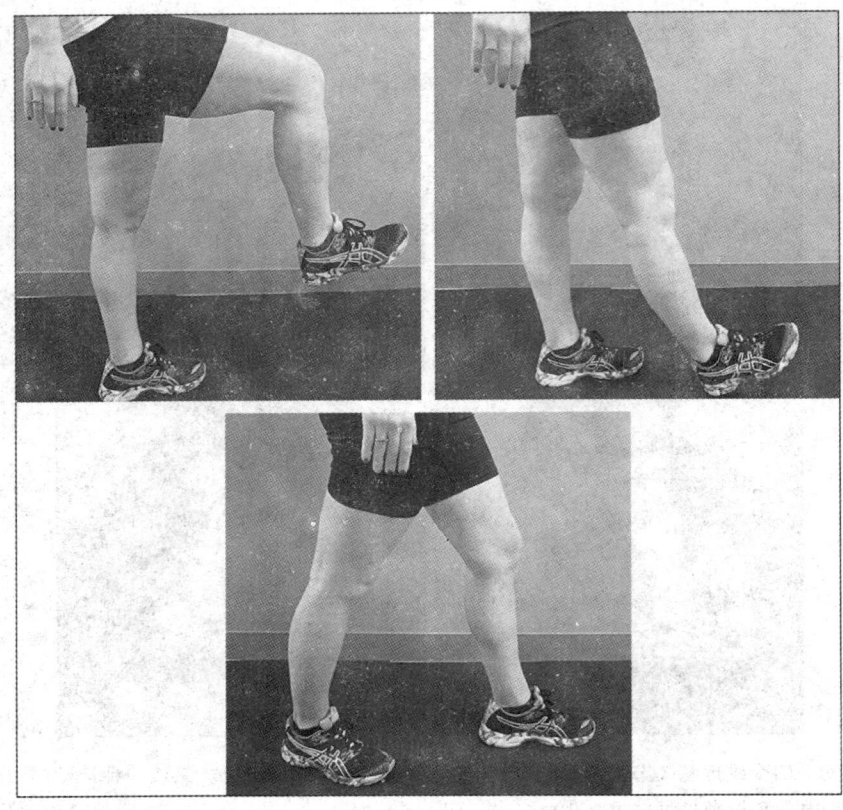

图 2.9　功能性行走训练：确认你足底有一个稳定的支撑。上抬膝部，并屈曲髋关节。 然后走下一步，将后跟首先接触地面。然后继续行走并重复另一侧锻炼。

- 转子的，在股骨上。
- 跟腱，腓肠肌的延续。
- 髂腰肌，在髋关节前方。
- 臀部的坐骨(这两块骨头支撑人的站立)。

可能的因素，例如类风湿关节炎会导致滑囊炎，但最常见的病因还是过度运动。滑囊炎也可能因摔倒外伤所致，通常为臀部、髋关节或膝关节。当滑囊充满液体时，对滑囊的直接打击可能导致滑囊撕裂。当出现这种情况时，将会导致关节内或关节外的严重肿胀。然而关节本身的功能通常并未完全受限，大部分关节的功能仍然保持完整。

如果怀疑感染，则运动员必须由医师立刻进行检查，以获得明确诊断。

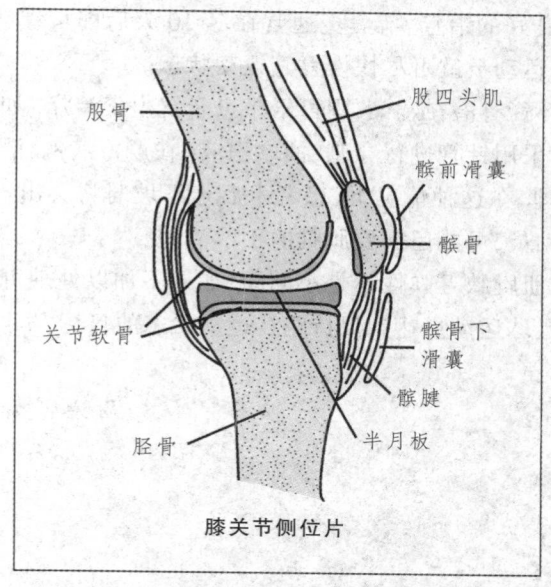

股骨

股四头肌

髌前滑囊

髌骨

关节软骨

髌骨下滑囊

髌腱

胫骨

半月板

膝关节侧位片

图 2.10 解剖:滑囊。

滑囊感染通常的症状和体征包括:

- 红斑(红色)。
- 肿胀。
- 皮温较高。
- 疼痛和触痛增加。

进展性滑囊炎会导致关节红肿、僵硬和疼痛。一些患者甚至描述其膝关节为一个红色的球。

## 滑囊炎的预防

通过观察肌腱、滑囊和骨上力量的分布方式,医师可以确定减少肌腱、滑囊和骨上受力以及在其上的摩擦的方法。通过增加其周围肌肉组织的弹性,可以减少之前重复性运动产生的总体应力。

## 滑囊炎的治疗

滑囊炎的治疗目标是减少滑囊的炎症,增加肌腱弹性。当滑囊的炎症反应减轻,相应关节的僵硬度也会减轻。

如果得到良好的治疗，滑囊炎通常在 7~10 天后即可缓解，只要关节周围的肿胀消退，运动员就可尽快恢复其运动状态。

如果医师怀疑有潜在感染，则可给予患者抗生素治疗。如果滑囊炎发展为慢性进程，可采用针管进行穿刺，抽取积液。在严重病例，滑囊炎或滑囊感染需要手术清理，在这种情况下，患者术后走下坡时将会出现更多的问题，特别是跑步运动员，可能还需要肌腱的手术清理。

再次强调，肌腱缺乏弹性不是小问题，如果不加以处理可累及多个深部组织。为了使足球运动员达到保持竞技运动状态的目标，早期介入是关键。

（周兵华 译　曹洪辉 校）

# 第 3 章

# 足踝损伤

就大多数足球运动员的经验而言,损伤发生率最高的部位是足和踝。足和踝是足球运动员的技术所在, 在足球运动员的职业生涯中需要更多的保护。在这一章,我们将讨论一些常见的足踝损伤,这些损伤导致世界很多足球运动员退役。

## 踝关节的解剖学特点

在了解踝关节的解剖学特点之前,首先要定义骨性结构,以便定义踝关节不稳的位置。踝关节由远端胫骨、腓骨和距骨构成。结构上,胫骨是主要负重的骨,走路时力量从地面经胫骨传导。腓骨是韧带、肌肉和肌腱的附着部位,这些结构延伸至足踝,推动足踝运动。距骨位于胫骨和腓骨之间(见图3.1),是一块鞍形的骨头,其主要功能是背屈和跖屈。

足内翻造成外踝扭伤比足外翻造成内踝扭伤常见得多。踝关节外侧的腓骨比踝关节内侧的胫骨要长, 所以足更容易内翻而不是外翻。当足背伸时,距骨处于不稳定的位置,容易造成足内翻而不是外翻。相反,足跖屈时距骨处在最稳定的位置。康复师会在跖屈位固定踝关节, 以获得最好的稳定性。

在足球场上,运动员的足踝旋转、翻转或向身体中线靠近可能造成足踝损伤。此时,维持足踝外侧(即外踝)稳定性的肌腱和韧带会受到过度牵拉,

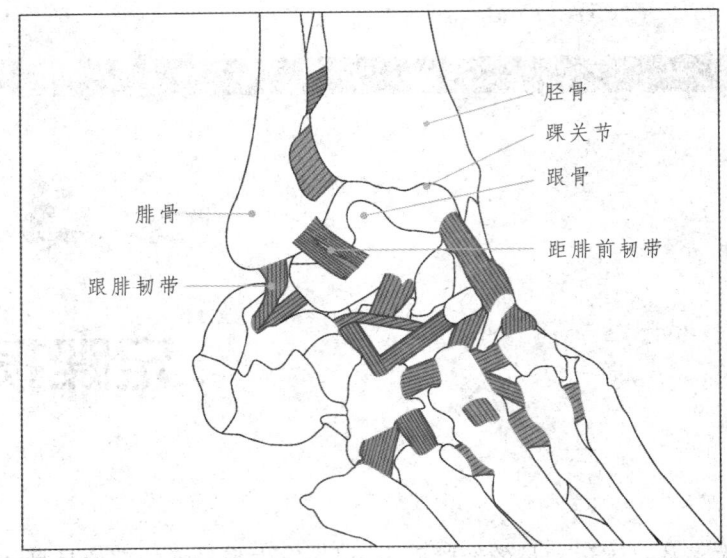

**图 3.1** 解剖：踝关节（胫骨、腓骨、距骨）及韧带（前距腓、跟腓）。

有时会超过其可承受的应力极限而断裂。

最常受损的韧带是距腓前韧带（ATFL）、距腓后韧带（PTFL）和跟腓韧带（CFL）。这三条韧带均起始于腓骨远端，分别止于不同部位：距腓前韧带止于距骨前方背侧，距腓后韧带止于距骨后方，跟腓韧带止于跟骨。

## 扭伤的踝关节

正如教练、父母和运动员的个人经验一样，踝关节扭伤在足球运动员各种损伤中占有很大比例（约 15%）。然而，踝关节的扭伤程度存在差异。如何定义踝关节扭伤，又如何治疗和预防？

非专业人员用各种不同的名称来描述踝关节扭伤。然而，无论"扭脚""扭伤""崴脚"还是"软脚"等，都是足踝部韧带的过度牵拉和拉伤。

根据损伤的不同程度，把韧带扭伤分为不同等级。

## 扭伤分级

**一级**：韧带纤维小部分撕裂。有轻度肿胀和疼痛，但关节稳定性好。通常可以很快恢复。

**二级**：韧带纤维撕裂程度高达 50%。有中度疼痛和肿胀，合并踝关节轻度不稳。内外踝有肿胀(胫、腓骨的骨性突起)、搏动感和皮温增高,可能存在行走困难。

三级:50%以上或全部韧带纤维的断裂。关节不稳且不能负重,伴有严重的疼痛和肿胀。损伤常发生在距腓前韧带或距腓后韧带。

## 踝关节扭伤的损伤机制

很多简单的、日常的踢球动作都可能导致球员的踝关节扭伤:顶球后下落踩到另一球员脚上而扭伤踝关节;突然转身时绊在草坪上而扭伤踝关节;在不平的草坪上跑步或陷入草坪中而扭伤踝关节。

当突然的侧方运动时,任何活动造成的扭伤风险都是最大的。由于足球竞技需要做大量的侧方运动,所以在整个比赛中一直存在受伤的风险。外部和环境因素也可能增加受伤风险,如场地潮湿、天气寒冷或草皮过硬,特别是球员穿橡胶鞋子时更易发生扭伤。

## 我扭伤了踝关节……应该怎么办

在正式比赛中,场边通常都配有职业的康复师,他们负责监督并处理扭伤等情况。他们有能力确定并评估损伤程度,以制订治疗计划。球员通常需要进一步的医疗干预,如 X 线或 MRI 检查,这取决于评估医师的医嘱。这些检查可以帮助医师发现急性损伤后的细微损伤,从撕脱骨折(即韧带从附着点的骨块撕脱)到完全骨折的病变。

医师确定损伤范围之后,需要理疗师对扭伤进行合适的治疗。理疗师有能力治疗各种程度的踝关节扭伤,包括骨折、踝关节复位或脱位,以及术后康复。

对于运动康复师来说,在运动员受伤后,根据其步态和负重能力立即制动和(或)使用拐杖非常必要。医师可应用可控的行走靴、非负重支具或石膏等对踝关节进行制动。功能障碍的严重性决定各解剖结构的完全恢复时间。

## 急性踝关节损伤的治疗

谈到治疗,在诊断踝关节损伤时,考虑损伤范围及其愈合所需的时间非常重要。在踝关节急性扭伤的早期,处理不当以及重视程度不足极易使其发展为踝关节不稳。未执行合理的治疗方案可能会造成关节软骨和骨的进一步损伤。

像往常一样,应用 RICE 原则(见第 3 页的表)! 制动、冰敷、加压及抬高患肢会限制或减轻早期的炎症反应。踝关节越是肿胀,它就越不稳定且越疼痛。越快减轻踝关节的炎症反应,踝关节就会越稳定,运动员也就能越早恢复训练。

对于踝关节一级扭伤的运动员,如果在损伤第一天即接受恰当的治疗,不考虑疼痛或肿胀问题的话,他完全可以在两周内重新投入训练。对于踝关节二级及三级扭伤的运动员,恢复时间要长得多,需要 1~6 个月。如果扭伤导致韧带和(或)肌腱结构性损伤,大多数需要经历非负重阶段和制动。由于缺乏锻炼,这会导致周围肌肉的萎缩。如果运动员将伤侧和健侧比较,会发现伤侧固定后的足、小腿以及踝关节明显瘦小。对于这类群体,合理的治疗方案应该包括功能性运动模式的加强和恢复,如恢复平衡及本体感觉的锻炼。

## 骨骼肌泵

肿胀对于机体是一种不利但又不可或缺的反应。它可以将有助于损伤恢复的细胞转运到损伤区域。我们需要让机体参与修复过程,但机体中一些可以帮助修复以及缩短修复时间的东西在损伤后消失了。

在损伤早期,机体的第一反应是减轻损伤部位的炎症反应。身体的自我修复能力很强,它会持续修复一段时间。然而,对于不是很严重的扭伤或拉伤,反而有利于激活我们体内所谓的"骨骼肌泵"。这个过程激活了淋巴系统,淋巴系统与骨骼肌系统相连,并主要负责运送体液以及带走局部过多体液的功能。由于它和踝关节的张力有关,即使踝关节轻微的屈伸运动也会激活这个"泵",增加局部淋巴液的流动,减轻炎症反应。

肿胀越早消退,越有利于运动员进行下一步的恢复治疗。最好将损伤的踝关节或其他关节置于高过心脏水平的位置上,使重力协助肌肉泵运转。仰卧时将足放得越高越好,或俯卧在床上,将踝关节悬空,这两种方法都可以。

## 康复的八个目标

对于损伤的康复,有 8 个目标是每个康复师和理疗师都期望运动员实现的。这些基本目标的完成有利于运动员更好地康复并恢复运动。

　　**控制疼痛和炎症反应**：应尽早减轻肿胀，以控制机体对损伤反应所引起的继发性细胞死亡。运用 RICE 原则（见第 3 页的表）。

　　**恢复关节活动度**：增加活动量，避免关节活动受到肿胀及水肿的影响。例如，正常的膝关节活动度为 0°~135°，为了能更好地活动就应该完全恢复它的活动度。切记，有些术后指南会因为某些原因限制关节的活动度，基本步骤仅需要在特殊时期完成。

　　**恢复柔韧性**：绝大多数损伤的预防计划都包含了提高身体的柔韧性，即肌肉或肌群的伸展性，因为身体的伸展性差往往都是由于损伤所致，并且还可能引起继发性损伤。

　　**恢复肌肉的强度和耐力**：健康的肌肉对控制患肢很重要，尤其是承受体重的下肢。创伤常常导致肌性受限或肌肉无法收缩，必须通过治疗来恢复。

　　**恢复平衡及肌肉运动知觉**：运动员必须能够在不稳定的环境下很好地控制自己的肢体，并且具有肢体或关节的位置感。运动员在不稳定的平面维持平衡、稳定及控制患肢时，必须能够及时做出反应（见图 3.2）。

　　**恢复心血管耐力**：对于运动员来说，在离开赛场期间维持好自己的身体状态非常必要。如果需要短期到中期离开赛场，那么低强度的调整活动非常有益处，如静止单车或游泳。

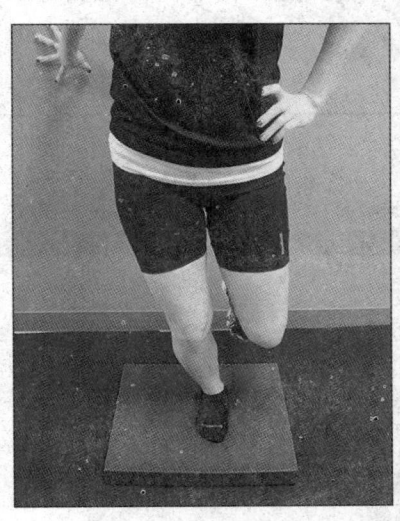

图 3.2　单腿站立于 Airex 平衡毯上：脱鞋，弯曲膝关节站立 30 秒，重复 3 次。不稳定的平面会激活体位感受器，故用来测试下肢平衡。

**恢复功能训练**：为了更快地适应比赛节奏，恢复训练应包括在可控条件下模拟赛场运动的一些功能训练，如阶梯交替抬腿、"8"字绕跑及散步和倒跑等（见图 3.3 至图 3.5）。

**恢复比赛专门训练**：回归比赛前的最后一步训练，包括在可控的条件下所有模拟真实比赛的运动。对于足球运动员来说包括定位球、射门及掷边线球。

## 踝关节扭伤的预防

所有的康复师都认为治疗损伤的最好方式就是避免损伤。许多教练认为，护具或绷带可以提高踝关节的稳定性从而避免损伤。虽然预防性使用护具或绷带确实稳定了踝关节，但这些措施能否彻底预防踝关节扭伤尚存争

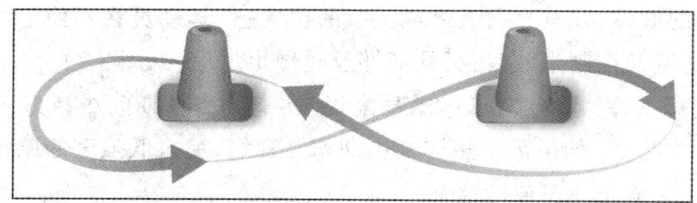

图 3.3 "8"字跑：从两个锥体中间开始绕"8"字跑。

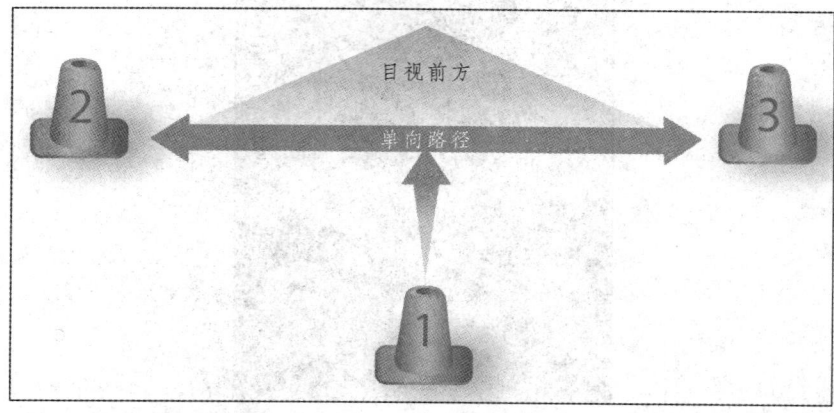

图 3.4 T 测试：从锥体 1 开始往锥体 2 与锥体 3 的中点跑，然后再往锥体 2 跑，再从锥体 2 跑至锥体 3，随后跑回中点，最后返回锥体 1。

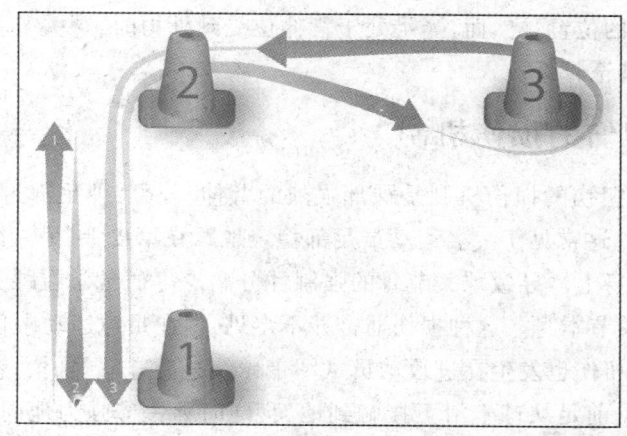

图 3.5　L 测试：从锥体 1 开始跑向锥体 2，绕过锥体 2 后交叉跑向锥体 3，绕过锥体 3 后跑回锥体 2，最后跑回锥体 1。

议。在某些情况下，佩戴护具事实上降低了周围肌肉的力量，这可能增加训练中没有佩戴护具时受伤的风险。

　　低强度的力量训练项目(包括闭链式训练和开链式训练)，以及以康复的八个目标为目的的训练项目比预防性使用护具和绷带更有效。当用简单的准则就能完全避免问题时，为什么要等到问题出现了才去处理呢？当然，我们不是说损伤从此不存在了，而是说适宜的力量训练可以明显降低运动员受伤的风险。

　　为了预防运动员重返赛场发生再次损伤，一定要确认，踝的早期或急性扭伤已得到治疗，而且在完全恢复运动之前已愈合。在首次创伤后，更容易发生继发损伤和踝扭伤，并且可能发展为慢性损伤，因此关注力量和柔韧性的维持非常重要。如果你继续使用受伤的踝关节，并且还未找到一名专业的医师，应立刻行动起来。

## 韧带联合或"高位"踝扭伤

　　当足受到向内的旋转力时，踝关节平面以下发生的是一般扭伤，踝关节平面以上发生的是下胫腓联合损伤或"高位"踝扭伤。这种损伤常累及下胫腓前韧带、下胫腓后韧带以及小腿骨间膜。如上所述，足处于背伸时，踝关节处于最稳定的位置。然而，当足处于背伸位受到外力时，踝关节稳定结构会遭到破坏，甚至骨折。

## 高位踝扭伤的损伤机制

高位踝扭伤的损伤机制是踝部强烈的背伸、外翻，即足部过度向上，踝部移向外侧。这常见于一名运动员足部稳定地踩在草皮上，另一名运动员猛烈地撞在他身上，导致踝关节骨的强制性分离。疼痛常常在踝关节平面以上，而非踝关节本身。这种损伤通常并不多见，但在足球运动中很常见。

高位踝扭伤也发生在进攻球员试图带球绕过防守队员时，盘球失去了对球的控制，前足从球上滑下接触到地面，同时踝关节强力地向外移动，损伤了保持踝关节稳定的韧带。这些类型的扭伤应该由专业医师来评估。

## 高位踝扭伤的症状和体征

高位踝扭伤的症状和体征主要是沿腓骨走行的小腿外侧钝痛或锐痛。当踝关节内翻或外翻时，疼痛明显加重，尤其在负重位。

高位踝扭伤不像一般踝扭伤出现肿胀，所以很难确诊，也常常被教练、运动员及父母所忽视。根据组织损伤程度，这种损伤需要长达 4~6 个月的康复。而且，康复时间还不包括合并骨折的修复时间。考虑到踝关节的位置及功能，短时间内复原很困难，因此，康复过程中向韧带施加张力之前必须给韧带充足的修复时间。

高位踝扭伤只能由医师通过 X 线片或 MRI 来确定。康复师和理疗师通过一系列临床试验可得出相同的结论，包括胫腓联合挤压试验、外翻应力试验等，但为了得到更为准确的诊断，必须使用更多先进的诊断工具对踝穴的完整性做出评估。

X 线片和 MRI 能显示出胫腓联合的间隙有多大移位。事实上，组织损伤的严重程度与增宽的踝穴直接相关，而踝穴增宽只能在更精细的成像中才能看到。这种不稳定的撕裂有时需要长期治疗，必须采用某些手术以减少踝关节的宽度，改善关节的完整度。

这种类型的手术并不简单，包括用螺钉将胫骨和腓骨固定在一起，重建踝穴的位置。不论手术干预是否必要，康复师和理疗师的康复训练都至关重要，这在接下来的章节中会进行讨论。

## 高位踝扭伤的治疗

　　高位踝扭伤与后踝扭伤的治疗原则相同。再次申明,组织损伤程度决定康复时间。

　　运动员通常需要穿保护靴、戴固定支撑护具或石膏 4~6 周。应保持患肢的非负重以确保瘢痕或软组织充分愈合,这对于恢复踝穴的完整性很重要。切勿过早开始恢复性训练! 治疗需要保守一些,以便机体的自然修复,减少踝穴的间隙。

　　一旦决定开始恢复计划,首要目标就是无痛性负重活动。在固定一段时间后,患肢的钝痛非常常见。但如果在正常行走时疼痛持续存在,那么渐进性抗阻训练没有任何益处,必须遵循适合的步骤进行训练。在进一步提高恢复训练至闭合运动力学链、平衡、功能性力量训练阶段之前,必须通过肌肉的规定动作来完成力量基础训练。记住, 踝关节周围的所有肌肉都必须加强,以确保整个踝关节的稳定(见图 3.6 至图 3.8)。

### 跖腱膜炎

　　跖腱膜炎多由急性或慢性足底部创伤导致,最常发生于跑步运动员。需要注意的是,这种损伤常导致运动员无法继续比赛。如果运动员继续跑步

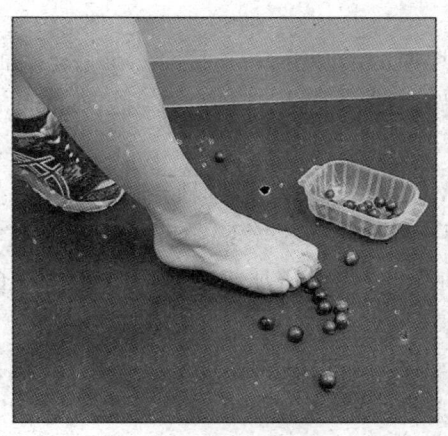

图 3.6　脚趾拾珠:这种治疗方法能扩大足部和踝关节的活动范围,增加肌肉力量。且该操作非常简便,只需用脚趾夹起珠子放进容器中即可。

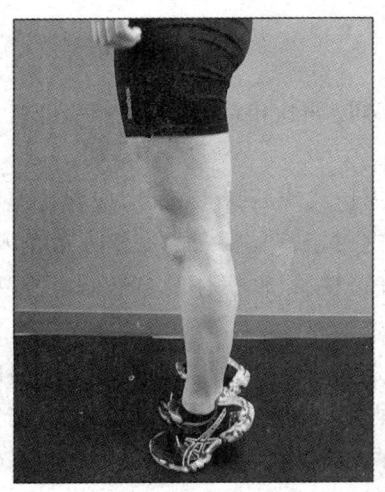

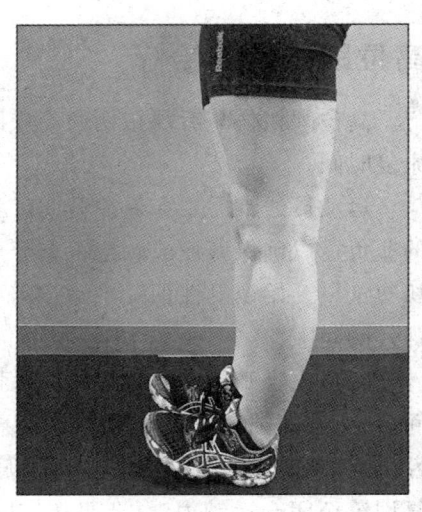

图 3.7　提足跟训练：双足并拢，踮起足跟，执行 3 组，每组 10 次。

图 3.8　提足尖训练：双足并拢，提起足尖，执行 3 组，每组 10 次。

或运动，损伤将无法恢复。对于康复师和理疗师来说，跖腱膜炎的治疗很困难，因为运动员通常不愿意遵从适当的休息和康复。此外，足球运动员往往不愿意使用任何形式的护具或支具，即使这些护具或支具在活动时可以有效减轻疼痛，因为他们担心这会影响他们对足球的"触感"或"感觉"。

## 解剖结构

跖腱膜是一层厚厚的结缔组织，连接着沿足底走行的韧带，从足跟底部至足趾基底部。当跖腱膜发炎时，运动员常会感到足底部疼痛，最显著的疼痛点在足后跟。

形象地说，跖腱膜组织的肿胀类似肠衣中的香肠。如果肠衣承受过重的压力就会破裂。跖腱膜断裂罕见，但正如香肠一样，在腱膜鞘内只有有限的可用空间，肿胀的持续增加将逐渐导致更严重的不适和运动功能丧失。

将跖腱膜的活动比喻成我们常见的橡胶带。想象一下，在奔跑时你的足底有一个合适的弓形拱，然后在足跟到足趾基底部贴上几根绷紧的橡皮带。继续，脱下你的鞋子，踩在地上。你的脚怎么样？活动一下！当脚向外伸展时，会有更多的橡胶带被绷紧。当跖腱膜绷紧或发炎时也会发生同样的情况，没有可移动的空间了。

## 跖腱膜炎的损伤机制

一些解剖因素易导致此种疼痛,包括"扁平足",也叫"平足",往往伴随有患足旋前(见图3.9)。

除了扁平足或不合适的鞋子等因素外,损伤因素还包括实际的训练活动。并不是哪一种具体的运动导致了跖腱膜炎,但它和运动员每周的训练量有关。这种损伤通常发生在长跑中,使足弓下方感到不适。

## 跖腱膜炎的症状和体征

患有跖腱膜炎的运动员最初的不适感为足接触足球时的异常感觉,他们会说鞋子太紧、太平或各种不舒服。

他们所描述的基本就是跖腱膜过度牵张的表现。最常见的是,当我们在一段时间内非负重,如坐着或睡觉,跖腱膜会适当地缩紧。当我们站起来时,压力重新附着在跖腱膜上,会感觉从中足一直延伸到足跟的剧烈疼痛。当足强迫背伸和伸足趾时,也同样会产生此种疼痛。

上述症状作为一个很好的诊断依据,常用于跖腱膜炎的辅助诊断。跖腱膜炎可因对脚掌的过度使用而急性发病,但通常是渐进性的。正如其他炎症过程一样,周围组织逐渐的肿胀或水肿会引起跖腱膜的紧张和疼痛。严重的肿胀或水肿会导致休息时间进一步延长。这并不是只有足球运动员

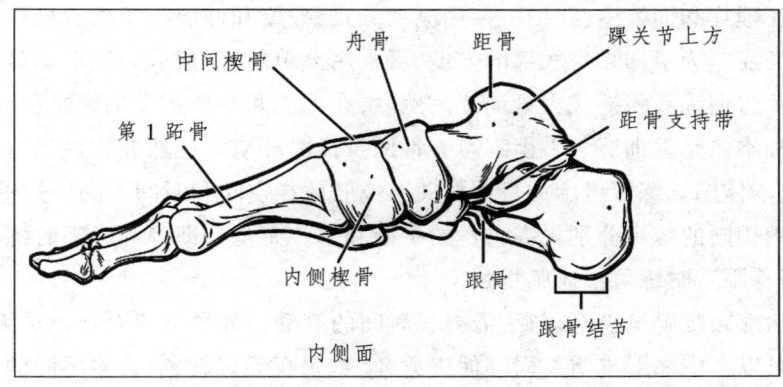

图 3.9 解剖:足底内侧方。*Source*: Image reprinted with permission from OpenStax College, *Anatomy & Physiology—Connexions*.

才容易受到的伤害，数以百万计的人在他们一生中的某个阶段都会患有跖腱膜炎。

跖腱膜炎多见于足球运动员，因为他们需要穿各种各样的鞋子去适应训练场地的频繁变化。通过限制这些变化，随着训练时间的增加，一些已经形成的损伤开始缩减。如果跖腱膜炎长期存在，有时会导致组织的退行性改变，并导致更多的炎症，以至于周围的韧带和肌腱等结缔组织发生纤维撕裂。

医疗专业人员通过对相关组织的检查可以确诊跖腱膜炎。为了正确评估内侧纵弓的完整性（在足内侧，从足跟到足趾的弓形结构），患者应赤脚，并在非负重和负重时都接受检查。为了量化跖腱膜的炎症程度，可能需要进一步的影像学检查。

## 跖腱膜炎的治疗

治疗跖腱膜炎的简单原则就是减少炎症。这可以通过应用抗炎药来实现，但要注意的是，如果导致炎症的确切病因被明确并加以处理，跖腱膜炎的治疗效果会有更长期的改善！如果炎症很严重，使用支具保护一段时间会更有益于运动员。当然，RICE 原则仍然适用（见第 3 页的表）。运动员坐下后，将一瓶冻过的水放在足底并沿足底滚动，这种冷疗十分有效。

一旦运动员感觉到疼痛消失，必须恢复结缔组织的弹性。目的是伸展筋膜，随着跟腱和小腿的活动，将足背屈。这有利于整个结构的弹性恢复，并解决部分诱发因素。

在理疗和训练中，我们将使用电动方式、按摩和伸展技术来放松组织并减少炎症。为了加强足底部的强度，可采用简单的练习，或采用运动员训练中的负重训练或闭链式力量训练。然后，在功能和专项运动训练之前，增加平衡和本体感觉训练。平衡练习会帮助身体对环境的突然变化做出适当的反应，本体感觉练习可增加身体对关节或肢体在空间和时间上的认知感。可以采用相同的练习分别提高自身的平衡和本体感觉，即睁开眼睛时练习平衡，闭着眼睛时练习本体感觉。

治疗跖腱膜炎没有捷径，需要长时间的制动。如果治疗对运动员无效，医师可以考虑注射皮质类固醇促进愈合。如果仍无好转，有许多不同的手术方式可缓解跖腱膜的张力。

## 跖腱膜炎的预防

和身体的其他部位一样,跖腱膜炎预防的关键是适当的热身运动。运动员总是关心腘绳肌和股四头肌的放松，但往往忽略了跑步运动员脚的重要性！足底组织需要保持弹性,缺乏弹性将会导致功能障碍。有一个很好的训练方法就是将足靠在墙上,足趾朝向踝关节背伸。

商店购买或定制的鞋垫可保证内侧足弓的稳定性并使足在鞋内归位,选择这类产品时可以咨询相应的专业医学人士。

对于复发性跖腱膜炎，夜间夹板可以帮助在睡眠时保持跖腱膜处于紧张状态。

康复师和理疗师也可以使用一种被称为低足弓绷带的技术来支撑跖腱膜,这是一种模仿矫正或定制鞋垫的方法。

## 跖痛症

跖痛症不容易解释,简单地说,它是指足跖部的疼痛。令人意外的是,跖痛症的最常见原因竟然是炎症。跑步、跳远运动员的跖痛症常常是因为过度运动,而大多数足球运动员则是因为球鞋过紧加速了跖痛症的发生。有时,球鞋过紧也会导致炎性形成,合并足趾底部的尖锐性疼痛和灼烧性疼痛。

## 解剖结构

跖骨是中足与足趾间的五块骨头。从解剖上讲,第一、二跖骨对应的第一、二趾骨较其他三个足趾更短、更厚,两者之间大小相似。在推进相,身体重心推进至跖骨头处,第一、二跖骨头吸收了大部分应力。

## 跖痛症的损伤机制

跖痛症可以是跑步或跳跃活动快速增加导致的急性损伤，或经过长时间跑步、跳跃的慢性损伤。

步态形式的差异和解剖特点的分歧导致此类疾病的倾向性增加。如果一名运动员从伤病中恢复,或优势腿损伤后,他的步伐一定会改变。足的其他部位的挫伤可能改变运动员的步幅和落地位置，这种偏差的不良影响是复杂的重复冲击,特别是穿不合适的鞋或鞋磨破时。其他因素,如超重、穿高跟鞋或高弓都会导致跖痛症。

## 跖痛症的症状和体征

疼痛常常发生在第二至第四足趾底部，从内侧向外侧发展。疼痛在站立、行走和跑步时加重，穿拖鞋后疼痛缓解。许多运动员描述这种疼痛就像是鞋中有小石子一样。在行走或跑步推进相时，疼痛的主要部位是前足，逐渐发炎、不适，非常敏感。

## 跖痛症的治疗

跖痛症的治疗目标是针对跖骨头周围的炎性病变。RICE原则（见第3页的表）、电疗刺激、超声和辐射治疗都能辅助减轻炎症。当前足炎性病变过重或停用止痛药后，疼痛将再次出现。如果疼痛症状持续，康复师和理疗师可为运动员选择可控的行走靴，这将减少跖骨头足底部的压力。

医师也可以选择应用抗炎药物来减轻炎症及疼痛，包括布洛芬、对乙酰氨基酚和萘普生等非甾体抗炎类药物。

## 跖痛症的预防

预防跖痛症的最简单方法就是穿一双合适的鞋。在康复过程中，不要急于恢复训练，简单的、系统的、逐步的恢复训练很重要。为预防再次出现疼痛，可应用前足垫，它在许多药房都能购买到。前足垫可以辅助跖骨头重力和前足应力的重分配，减少炎症区域的压力。

# Lisfranc 骨折

在19世纪早期，Lisfranc骨折最早由法国外科医师首次描述并以他的名字命名。Lisfranc骨折常发生于中足，影响组成中足部分的五块跗骨（见图3.10）。中足对于足球运动员的重要性不应被夸大。它允许足跖至踝关节的正确应力分布，最终影响身体的其他部分。

## 解剖结构

与腕关节一样，足部有许多骨骼和肌腱止点，有很强的灵活性和柔韧性，并具有在不平整路面活动的功能。Lisfranc关节复合体包括骨骼、肌腱和

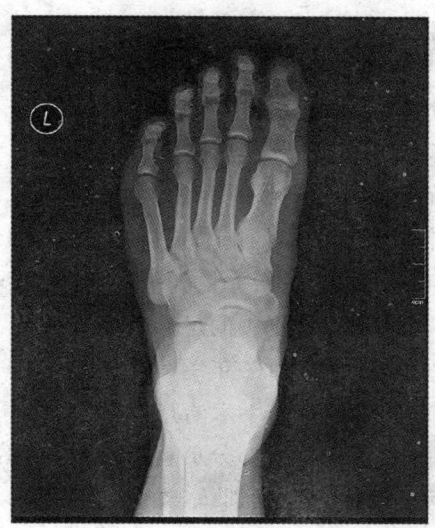

图 3.10　解剖：足中部的 Lisfranc 损伤。

韧带，这些连接中足与前足，形成足弓的顶点。韧带和肌腱可能被扭伤，骨骼可能出现骨折。

中足各骨与五个跖骨形成关节对位。这五块骨骼是三块楔骨、骰骨和舟骨。

## Lisfranc 骨折的损伤机制

直接 Lisfranc 损伤是创伤的结果，常见于足球运动员的足呈跖屈位，或被另一名运动员踩倒导致足跖骨的移位。如上所述，这会导致扭伤或骨折。

间接 Lisfranc 损伤常由于突然的旋转应力作用于中足导致，无论应力是否直接接触患足。该损伤通常会出现足部畸形，如果畸形不明显，X 线片、CT 检查发现第一、二跖骨间间隙即可确诊。

## Lisfranc 骨折的分类

**同侧**：所有的跖骨位移在同一方向。

**分离**：一个或两个跖骨在同一方向的偏差。

**发散**：跖骨的位移在不同方向。

## Lisfranc 骨折的治疗

如果选择手术治疗,医师可以选择固定骨折块,切开复位内固定术,这包括螺钉钢丝的联合应用以确保骨与关节的连续性。

康复期包括非负重期或可控支具靴的部分负重期, 这可为骨折愈合提供足够的时间。通常需要 6~8 周促进骨折愈合。术后 10~12 周时取出内固定,然后运动员逐渐负重活动,进行力量和平衡活动,恢复竞技运动。

对足球运动员来说,认识恢复中的足部酸痛很重要,特别是康复、跑步、运动时,有时酸痛甚至会持续超过一年。

Lisfranc 骨折的非手术治疗与手术治疗效果相似。需要为骨折愈合提供足够的时间,可采用非负重拐杖或部分负重行走靴。然后运动员开始系统性功能恢复和负重活动,包括活动度训练,柔韧性、强度、平衡和本体感觉训练,功能训练和具体运动训练。

## Jones 骨折

Jones 骨折具体是指足第五跖骨基底部的骨裂,常位于足中部(见图 3.11)。它是由英国外科医师 Robert Jones 爵士提出的。20 世纪早期,他在跳舞中亲自遭受后首次描述此类疾病。疼痛、肿胀和行走困难是该病的常见表现,且大多数运动员未意识到已经骨折,获得有效诊断的方法是通过 X 线片或 CT 检查。

## Jones 骨折的损伤机制

Jones 骨折通常没有明显的撞击或创伤病史, 偶尔因穿不合适的鞋引起。如果鞋在中足处过紧,会导致第五跖骨基底部的压力过大。Jones 骨折也被认为是过度运动的结果。无论损伤原因如何,Jones 骨折均需要医师治疗。

## Jones 骨折的治疗

如果骨折断端有间隙,需要手术将骨折断端固定。康复期包括非负重期或可控支具靴的部分负重期。这可为骨折愈合提供足够的时间。通常需要 6~8 周促进骨折愈合。术后 10~12 周时取出内固定。然后运动员可逐渐进行负重活动,进行力量和平衡活动,恢复竞技运动。这类手术的成功率很高。

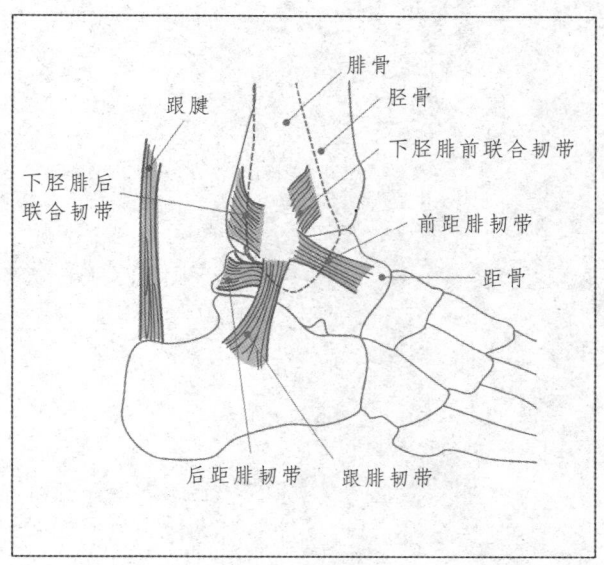

图 3.11  解剖:踝关节侧位。*Source*: Image courtesy of the National Institute of Arthritis and Musculoskeletal and Skin Diseases.

如果 Jones 骨折没有明显移位,可以选择保守治疗,如简单的夹板固定或穿行走靴。如果合并有 Lisfranc 骨折,非手术治疗的结果与手术治疗相似。必须为骨折愈合提供足够的时间,或辅以非负重拐杖或穿部分负重行走靴。然后运动员开始系统性功能恢复和负重活动,包括活动度训练,柔韧性、强度、平衡和本体感觉训练,功能训练,最后是具体运动训练。

Jones 骨折的非手术治疗有很高的不愈合率,意味着骨折不愈合,这将导致慢性疼痛和活动不能。许多术者和足踝医师都推荐手术治疗。

(陶旭 译  曹洪辉 校)

# 第 4 章

# 膝关节损伤

足球运动员的损伤最常发生在膝关节。膝关节是全身最复杂的关节之一,其本身是一个存在细微旋转平移的铰链关节,这意味着存在侧方移动,同时还在运动中起缓冲作用。膝关节连接股骨远端(大腿骨)和胫骨近端(小腿骨)。髌骨(膝盖骨)位于股骨底部的凹面结构,即股骨滑车(见图4.1)。

膝关节是下肢在足球运动中跑、跳、侧移、踢等动作的主要能量吸收部位。像汽车的减震器一样,膝关节在运动员的职业生涯中遭受着持续、大量的磨损。足球运动员对下肢有极高的要求,大部分伤病都发生于下肢。

膝关节周围有大量的附属结构来支持和稳定关节。踝关节的骨性结构有助于其关节背伸。不同于踝关节,膝关节的骨性结构对膝关节稳定性支持不大。取而代之的是膝关节周围的肌肉、肌腱、韧带和软骨来维持其稳定。在肌肉方面,膝关节由股四头肌、腘绳肌腱和腓肠肌支撑,尤其是腓肠肌。膝关节周围有四根非常重要的韧带,包括交叉韧带(前后各一根)和侧副韧带(内外侧各一根)。拥有软骨样结构的内外侧半月板则是膝关节的缓冲垫以及平衡通过膝关节重量的软垫。

## 内侧副韧带损伤

内侧副韧带(MCL)位于膝关节内侧或内部,起于股骨远端,穿过内侧半

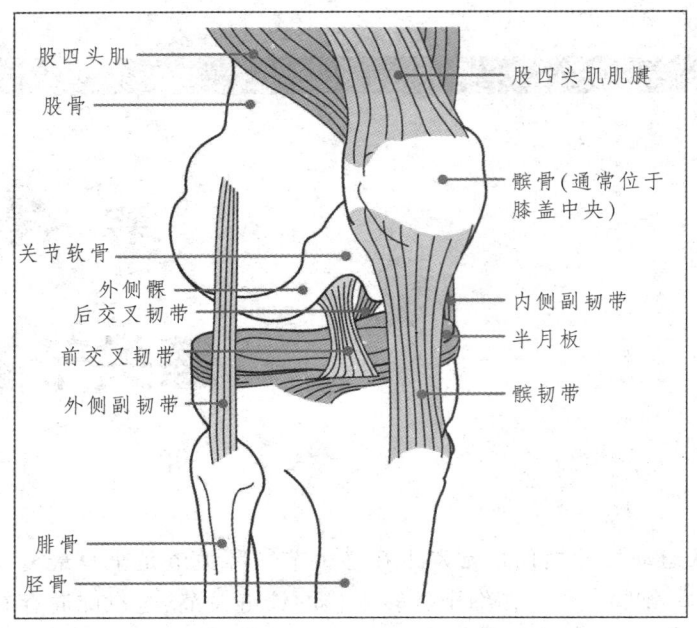

股四头肌

股骨

股四头肌肌腱

髌骨(通常位于膝盖中央)

关节软骨

外侧髁
后交叉韧带

前交叉韧带

外侧副韧带

内侧副韧带

半月板

髌韧带

腓骨

胫骨

**图 4.1** 解剖：膝关节前视图。*Source*: Illustration by Oona Räisänen(MySid).

月板止于胫骨近端。它是一根较厚的条状纤维结构组织,其在膝关节完全伸展或伸直时紧绷,在膝关节屈曲或弯曲时松弛,这一点对于分析该结构的损伤机制非常重要。

内侧副韧带损伤的主要机制是遭受一个由外侧产生的强大的外翻应力(见图 4.2)。外翻应力是膝关节外侧的一个由外向内的力量,同时该力量迫使膝关节超过了其正常的活动范围。这通常既可以发生在两名球员争球时同时踢碰足球,也可以发生在另一名球员坠地时直接着力在运动员的膝关节外侧。

像所有韧带损伤一样,内侧副韧带损伤根据严重程度分为 3 级。

1 级:少量的纤维束损伤,伴轻度撕裂和肿胀,甚至认为其是一种过度牵张而不是撕裂。

2 级:范围较广的损伤,但大部分韧带完整。

3 级:韧带全层的完全断裂。

内侧副韧带损伤的症状一般是即刻出现的肿胀、疼痛、僵硬和内侧膝关节线的局部压痛,并且可能伴随行走时膝关节不稳。

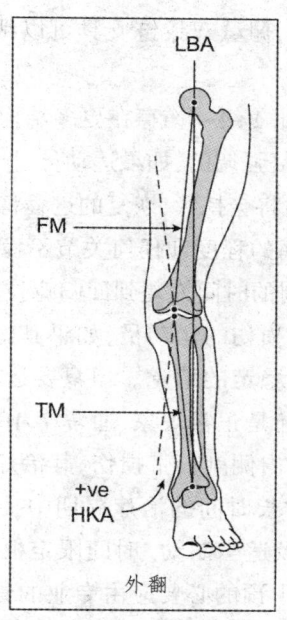

图 4.2　膝关节外翻力:从外侧穿过膝盖到内侧的外力。

在做出诊断之前,需要获得完整的医学病史和详细的受伤经过。暴力实施的角度同样重要。一位经验丰富的体育训练师在获得运动员提供的详细描述后应该能够诊断约 85% 的内侧副韧带扭伤。根据运动员不舒适和不稳定的程度,绝大部分扭伤都在 1 级损伤和 2 级损伤之间。然而,如果运动员描述他感觉到或听到膝关节内侧有"砰"的一声,那么就需要通过 X 线片或 MRI 检查来进一步对韧带的损伤进行评估。当内侧副韧带出现 3 级撕裂时,损伤的暴力常常累及其他结构,如内侧半月板和前交叉韧带也可能同样受损。

## 内侧副韧带损伤的治疗

对于 1 级内侧副韧带损伤,通常将其归类于所谓的"21 天损伤"。在伤后的 21 天内,运动员通常能够恢复并且以痊愈的状态回归竞技场。然而,在休养的时间段内,早期干预非常重要。对大多数 1 级和 2 级内侧副韧带损伤而言,运用 RICE 原则治疗非常关键,同时在医师的指导下规律服用非甾体抗炎药可以有效降低膝关节及其周围的无菌性炎症。

当运动员回归竞技时，佩戴双铰链支具可以帮助保护内侧副韧带（见图4.3）。

2级内侧副韧带损伤比1级损伤存在更多结构上的损伤，因此需要更长的恢复周期。正如我们反复强调的，如果运动员过于追求恢复时间，那么损伤可能未被治愈，疼痛和不适将会持续，恢复的进程将会更长。运动员与队医的交流也非常重要，包括疼痛的程度和任何关节不稳的感觉。如果得到恰当的治疗，运动员能够在6~8周的时间恢复到回归竞技场的状态。

对于内侧副韧带2级损伤的运动员，如果其过早返回赛场，他们中的大多数都会描述有膝关节不稳定的感觉。但只要运动员按照康复计划进行力量和稳定性训练，一些疼痛是正常现象，通常7~10天疼痛就会消失。

如果运动员遭受3级内侧副韧带损伤，其治疗应非常谨慎。对该治疗仍然有相同的标准，在相对长时间的治疗周期中，早期同样是采用RICE原则、非甾体抗炎药治疗以及适当制动。时间限定根据运动员的功能情况进行相应调整。有无外科手术干预的必要应由专业的骨科医师决定。在所有病例中，不论治疗如何进行，由专业医学人士所制订的策略基本上类似。

毕竟，在治疗损伤时，我们总是会参考康复的八个目标（见第32至第34页）。

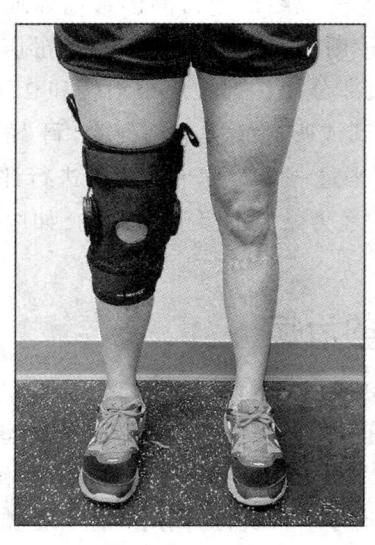

**图4.3** 双铰链支具：稳定并支撑膝关节左右移动。

## 内侧副韧带损伤的预防

内侧副韧带损伤在一定程度上可以预防，通过下肢的训练增强股四头肌和腘绳肌的力量，可以辅助韧带维持膝关节的稳定。同样，适当的预热可以帮助膝关节及其周围附属结构做好活动的准备，相比寒冷的组织，温暖的组织更不容易受到损伤。

然而，足球毕竟是有身体对抗的运动，尽管采取了尽可能的保护措施，受伤仍在所难免。尽管某些足球运动员在初次内侧副韧带损伤后完全回归赛场，但极少数人能够彻底预防内侧副韧带损伤，双铰链膝关节支具通过辅助支撑内侧副韧带能够预防内侧副韧带的再损伤。

## 外侧副韧带损伤和撕裂

外侧副韧带(LCL)在稳定膝关节方面的作用不及内侧副韧带。外侧副韧带附着在膝关节的外侧，起于股骨远端外侧缘，止于胫骨近端外侧缘。LCL 位于膝关节关节线的外侧缘的位置条件其本身有时候即可为保护提供条件，因为不管是运动员自身的体位还是与其他运动员相互接触碰撞，要使膝关节遭受一个足够的内翻应力是比较困难的(见图 4.4)。

LCL 同样存在上文所阐述的 3 种不同程度的撕裂，但其损伤机制却不同。LCL 的损伤可能发生在双方争球碰撞时，但更常发生在由碰撞或身体接触产生强大内翻应力时。内翻应力是施加在膝内侧，通过膝关节内侧向外侧传导的一个外来暴力，并且该暴力试图强制膝关节超过其本身的正常活动度。

正如对内侧副韧带所探讨的那样，外侧副韧带的康复指南和预防指南基本与其类似。在足球运动员中，内侧副韧带损伤很常见，并且内侧副韧带所引起的比赛缺席远超外侧副韧带。

## 前交叉韧带损伤

在膝关节深部存在两条交叉韧带，之所以这样定义是因为它们彼此相互交叉，形成形似字母"X"的形态。这些交叉韧带对膝关节的作用表现为对抗扭转、旋转、平移或侧移，并且使胫骨牢固地靠在股骨上。后交叉韧带(PCL)由

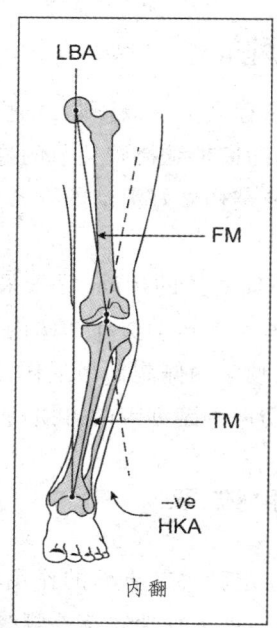

**图 4.4**  膝关节内翻力：从内侧穿过膝盖到外侧的外力。

胫骨的后方延伸至股骨内侧髁，对抗胫骨相对股骨的后移和外旋。前交叉韧带由股骨外侧髁的后壁延伸至胫骨的前方，对抗胫骨相对股骨的前移和内旋。更简要地说，后交叉韧带是阻止胫骨相对股骨后移的，前交叉韧带是阻止胫骨相对股骨前移的。

对交叉韧带赘述的根本原因是想阐述这些韧带在维持膝关节稳定性方面的作用机制。这些韧带是非常厚实的纤维组织束，它们同时在膝关节为数不多的稳定支持结构中提供了强有力的稳定，这在激烈的足球运动项目中对运动员尤为重要。损伤这些结构，尤其是前交叉韧带损伤将会导致一定程度的膝关节不稳。运动员通常会描述行走时有膝关节屈曲、不稳的感觉。我们需要重点关注这种膝关节不稳定，因为这是潜在地引起二次损伤的高危因素，会引起其他支持结构的损伤，尤其是针对受伤后继续参与竞技的运动员。

## 前交叉韧带损伤的损伤机制

很多种方式都会引起运动员前交叉韧带撕裂，但所有的损伤机制大体上分为两类：接触性损伤和非接触性损伤（接触性损伤一般认为是与对方运动员接触对抗）。

前交叉韧带接触性损伤是通过接触另一名运动员后，膝关节突然遭受一个较大的外翻应力所致。该应力足以引起膝关节一定程度的张开，从而导致前交叉韧带撕裂。通常，我们认为这种损伤是进攻球员被另一名球员压在身上所致。如果有严重的组织受损，这种类型的损伤可以非常严重。最严重的病例是运动员遭受所谓的"痛苦三联征"，包括内侧副韧带断裂、内侧半月板撕裂和前交叉韧带断裂，对于这种病例需进行外科手术修复。

前交叉韧带的非接触性损伤通常是足部着地伴膝关节外翻位或膝关节跪地姿势，然后突然遭受旋转暴力或股四头肌的强力收缩。通常运动员在绿茵场上奔驰时，一个急停或变向所产生的拉力都足以超过前交叉韧带本身的张力。一定要牢记，虽然韧带可承受的张力非常大，但任何事物都有它的临界点。

由于股四头肌强大的收缩，前交叉韧带仍然可能遭受非接触性创伤，因为股四头肌所产生的力量将胫骨相对股骨前移，其力量可导致前交叉韧带撕裂。这种情况可同时发生在运动员足部固定在地面，但做出了一个不恰当的旋转或剪切运动时。

## 前交叉韧带损伤的症状和体征

如果助理教练身处最佳位置清晰地观察到了运动员的损伤机制，那么其评估工作的 85% 都已经完成了。此时最重要的工作是安抚运动员并获取更多有关受伤的信息。在决定不必呼叫救护车后，应进行恰当触诊并检查膝关节的活动范围，尽可能完成 Lachmann 试验和前抽屉试验，通过手对前交叉韧带施加压力来检查其稳定性。最好是在运动员受伤后立即就地进行检查，因为膝关节周围的肌肉组织为了保护受伤部位将会逐渐变紧。一旦肌肉出现保护反应，医疗人员想要通过体格检查对前交叉韧带撕裂做出诊断将会更加困难。

运动员通常描述的症状包括有时可听到"砰"的一声的感觉，伴随膝关节迅速肿胀，感觉到关节不稳，负重困难。由于这种损伤在体育运动中越来越普遍，每个人都害怕最坏的结果。幸运的是，有关前交叉韧带损伤的鉴别、矫正、重建使运动员恢复到之前功能状态的指南正处在最前沿，从初次受伤到完全回归赛场的时间已经减少至不到 1 年。当然，这是在进行早期干预，并且在康复过程中未出现其他问题的前提下。

## 前交叉韧带损伤的治疗

当运动员在球场上出现可疑的前交叉韧带撕裂时，膝关节制动非常重要，同时要保持下肢不负重，如果可能，要运用 RICE 原则控制疼痛和炎症反应。当助理教练在球场上完成了初步评估后，医师将会给出建议决定运动员的去留以及更进一步的评估治疗计划。

根据具体情况（包括运动员的疼痛程度和可继续活动水平，治疗的可行性等），我们认为等待 1~2 天再前往骨科医师处就诊是可以接受的。虽然这不同于普通损伤需要立即就诊，但运动员应立即联系当地的骨科医师，以安排好预约就诊。

有些父母更倾向于告诉自己的孩子去急诊室，以得到更为快捷的诊断。但一定要记住，很多门诊医疗中心（不是指医院急诊室救治）提供了便捷的快速追踪服务，其目的就是为了加快那些由骨科医师评估后并且已经计划安排进一步诊断检查的患者的流程。如果医师确认膝关节有损伤可能性，通过 MRI 可以找到确诊证据，并且能够确定撕裂的类型，同时运动员可以立即为手术做好正确的围术期康复准备。

## 前交叉韧带的外科修复

目前，前交叉韧带损伤的外科修复约占 90%。术前康复已被证实可以改善术后结果，并且对于减少由创伤引起的炎症反应也是必需的。伴随对疼痛和创伤后炎症反应的控制，理疗师的目的是恢复膝关节的基本活动范围，即 0°~110°屈曲。此外，通过肌肉静态操练肌肉激活可帮助其恢复正常的神经肌肉放电模式。正如我们所知的肌肉抑制，在创伤后，肌肉组织会关闭正常的神经反应。如果肌肉不能完全被激活，康复训练将会受到明显的消极影响。

大多数骨科医师在伤后的 14~21 天完成手术，因为新的手术需要等到初次创伤所引起的炎症反应消退后方可进行。

完成前交叉韧带手术需要一根与前交叉韧带本身厚度和抗张强度相似的韧带。常规有两种选择，其一是自体肌腱移植，即取患者体内其他肌腱；其二是同种异体肌腱移植，即取尸体的肌腱。

而自体肌腱移植常规也有两种选择，一是取髌韧带，二是取腘绳肌。

髌韧带是两端均连接着骨组织的韧带(分别是髌骨和胫骨),所以该移植方式又称为"骨–韧带–骨"(BTB)移植方法。髌韧带两端的骨组织将随韧带一起取出,然后将其植入到股骨和胫骨的隧道中。只有中间 1/3 髌韧带被取走,剩余外侧的两部分韧带继续保留以维持股四头肌原有的功能。

有时,运动员在术后奔跑时可能伴随韧带取出部位的膝前痛。该区域的修复需要一定时间,同时应该将其归为治疗方案的一部分。足够的休息可以使移植物最终形成腱骨愈合。只要移植物在体内不发生排斥,那么治疗就可以顺利进行。

BTB 移植技术在 20 世纪 80 年代首次应用,曾被认为是前交叉韧带修复的金标准。虽然该技术疗效显著且可靠性高,但目前还有其他可行的技术方案。

腘绳肌腱是另一条与前交叉韧带有相似抗张强度的韧带,并且使用其作为移植物进行手术有很高的成功率。它与 BTB 基本相似,除了移植物为两端不含骨组织的韧带。长期随访发现,腘绳肌移植后不会影响小腿的力量。

最常见的同种异体肌腱移植是取尸体的跟腱,其可以塑形为前交叉韧带的形态。跟腱的强度非常大,所以使用较为普遍,其适用性是被公认的。然而,尸体的组织毕竟是异物,在植入患者体内后会有轻度排斥反应风险。

每一根移植的韧带均进入了通向关节的股骨隧道和胫骨隧道,并且在隧道侧进行牢靠地固定。一般情况下,需要 6~8 周达到腱骨愈合。在此期间,移植物是需要保护的,不能过度牵拉韧带或引起韧带损伤,因此膝关节是需要进行稳定固定的。

目前公认,任何想要继续从事体育运动或在日常生活中完成激烈身体运动的患者均需要手术治疗。当然,最终需要骨科医师和患者共同做出决定。其伴随的风险不仅是韧带的外科手术治疗本身,往往还伴随由于股骨和胫骨软骨损伤导致的继发性骨关节炎。

## 术前护理

正如前文所述,手术前的治疗主要是减少无菌性炎症,恢复部分关节活动度(见图 4.5),同时恢复正常的神经肌肉控制。我们需要重视理疗可能带来的二次损伤,因为不论是针对半月板,还是内侧副韧带,关节在一定范围的活动可能会导致更剧烈的疼痛。

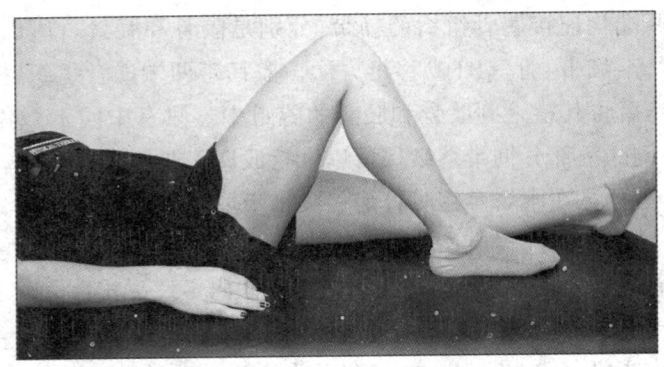

图 4.5 足跟滑动：取仰卧位，双下肢伸直，屈膝，足跟向臀部滑动，重复 15 次，每次间隔 3 秒。

## 术后护理

大多数骨科医师在前交叉韧带术后采取积极的康复治疗。通常，在手术后的 1~10 天内运动员将进入康复理疗阶段。虽然这一过程对运动员来说看似时间较长，但这个过程可以分为几个阶段，以影响运动员的复出计划。在早期，我告诉运动员将康复看作为是 3 个独立的 8 周计划。虽然治疗计划总体上类似，但每位骨科医师都有他们各自的术后康复计划，这通常取决于运动员自身条件和术中的具体手术方式。

阶段 I(1~8 周)：在这一阶段最重要的就是保护移植的韧带。新的韧带必须形成腱骨愈合，因此在植入部位需要形成瘢痕愈合来恢复膝关节的稳定性。在第一个 8 周计划后，应实现以下目标：

- 疼痛和炎症减轻。
- 膝关节 0°~90°的活动范围。
- 股内侧肌和股四头肌收缩良好。
- 切口愈合。
- 过渡到完全负重。
- 达到正常的行走步态。

阶段 II(9~16 周)：在这一阶段，移植的韧带形成腱骨愈合的机会很大。我们的目标是通过开链运动和闭链运动在这 8 周内恢复膝关节的完整和力量。以下几点需要练习：

- 髋、足、踝的力量训练。
- 压腿。
- 功能性深蹲。
- 腿的屈曲和伸直。

**阶段 Ⅲ(17 周到完全回归赛场)**:每位运动员都享受这段康复,就像在隧道的尽头看到了曙光,运动员能够恢复更高强度的活动。这一时期应包含以下内容:

- 跑步。
- 定向跑步。
- 对角运动。
- 斜向运动。
- 低强度的肌肉力量训练。
- 本体感觉和平衡训练。

在这 8 周内, 运动员甚至可以开始一些专业运动。在得到医师的允许后,运动员可以开始回归运动计划,但他们必须认识到在 6 个月内是不能作为足球运动员参加比赛的,并且参加比赛也需要循序渐进。没有人愿意因为突然的回归赛场而毁掉 6~12 个月的康复。

# 前交叉韧带损伤的潜在因素

我们发现, 机械力学和生理上存在前交叉韧带易损因素的人群其前交叉韧带损伤的发生率更高, 稍后我们将讨论矫正这种潜在因素以及在一定程度上预防这种潜在因素的方法。从根本上说,体育运动本身就存在一定风险,并且运动员若存在任何这些潜在因素,那么他们必须权衡是否值得承担风险来参加体育运动。

## Q 角

现已证实,女性比男性更易发生前交叉韧带损伤。研究发现,女性因骨盆较宽,一般情况下会导致股四头肌角(或称为 Q 角)比男性大。Q 角为股骨(大腿骨)与胫骨(小腿骨)的相对角度。Q 角的测量包含两条线:一条是髂前上棘到髌骨中点的连线,另外一条是髌骨中点到胫骨结节(膝关节下方的突起)的连线。正如图 4.6 所描述的那样,过大的 Q 角意味着膝关节受到更大的外翻应力,从而使前交叉韧带承受更大的张力。

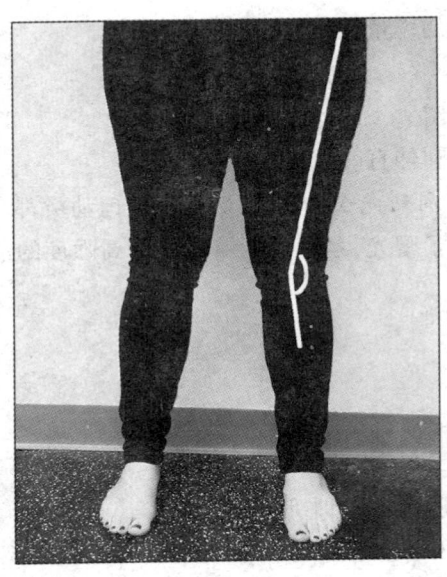

图 4.6　Q 角：Q 角是两条相交线之间的角，一条线是从髂前上棘到髌骨中点，第二条线是从胫骨结节到髌骨中点。

### 激素的差异

研究发现，男性和女性之间激素的差异也可能是前交叉韧带损伤的一个潜在因素。尤其是在女性月经期，雌激素和黄体酮会处在一个较高水平，并可能导致全身韧带松弛。虽然该因素只在联合其他因素时显得重要，但经研究证实确实存在这种可能性。

### 肌肉的不平衡

股四头肌和腘绳肌的不平衡会增加前交叉韧带损伤的风险。过度发达的股四头肌肌群会导致胫骨相对股骨有更多的前移，尤其在高速奔跑的运动中，一个急剧的减速会引起股四头肌强烈收缩。而如果腘绳肌力量足够，则可以从胫骨后方将其向后牵拉。

## 浅谈前交叉韧带部分撕裂

研究证实，如果前交叉韧带撕裂范围超过 50%，则建议外科手术治疗。当然有很多因素影响外科手术这一决定，例如，运动员在本赛季所处的位置是什么？运动员是否在下个赛季回归？目前运动员的功能水平如何？运动员从事的运动对功能的要求有多高？

以上所有因素在运动员和医师的沟通中都需要被考虑。运动员希望自己可以踢出高水平，但同时安全问题也必须考虑在内。也许最重要的问题是：前交叉韧带部分撕裂会对生活造成哪些远期影响？

## 前交叉韧带损伤的预防

随着近些年来前交叉韧带损伤发病率的逐渐增加，膝关节损伤的预防受到更多的关注，尤其是前交叉韧带损伤的预防。有证据表明，通过针对性的训练，能够有效降低前交叉韧带撕裂的发病率，且女性运动员效果尤为显著。

这些训练计划简单、可行，适用于不同年龄段、不同竞技水平的任何运动员。从本质上说，这些训练就是教会运动员如何完成正确的跳跃、着地和旋转。虽然上述动作是我们天生就能完成的，但绝大部分人都无法做出正确的姿势。通过反复的身体训练的移动模式，减少动作缺陷，受伤的风险可以在一定程度上得到有效控制。

最终，行径路线才是决定能否减少前交叉韧带不稳定风险的关键。我的个人意见是，如果通过额外 15 分钟的热身可以减少对赛程的影响，何乐而不为呢？我的 LESS 方案是基于目前有效的研究之上的，该计划不仅对强化整个下肢有良好帮助，更是专为预防前交叉韧带损伤而量身定做的。JAG 理疗 LESS 方案将在第 143 至第 156 页详细阐述。

## 半月板损伤

半月板在膝关节内不仅起到减震器的作用，同时在膝关节的伸屈过程中还起到润滑的作用。半月板是附着在胫骨平台上坚韧的软骨垫，其附着位置是与股骨（大腿骨）相接触的区域。膝关节内的半月板由两个形状略有不同的部分组成。内侧半月板类似月牙状的 C 形，而外侧半月板更像是相对闭合的 O 形。

半月板撕裂在足球运动员中很常见，并且有时需要手术治疗。通过专业的评估能够做出关于半月板撕裂恰当的鉴别，但由于膝关节是一个非常复杂的关节，诊断相对比较困难。运动员通常会描述在他们屈膝时能感觉到弹响，并常伴有剧烈疼痛。但大多数运动员都能感觉到膝、踝、髋每天都有弹响，而实际上并没有引起额外的关注。所以需要专业人士来判断哪些弹响是正常的，哪些是异常的。

## 半月板的损伤机制

多种机制均可导致半月板撕裂，但其通常都有一个深蹲伴随扭转的动作。在这个姿势下，膝关节所受的力会增加，因此该受力比较容易传递给胫骨和股骨之间的软骨。

### 深蹲位的生物力学

半月板主要是与股骨发生接触，尤其是与股骨远端的两个突起，称之为股骨髁的部分相接触，股骨髁的前面较后面更厚。从生物力学上来说，当膝关节完全伸直时，股骨髁与半月板的接触区域处于一个最佳接触面积，这种最佳匹配意味着半月板承受最佳应力分布。

换言之，当膝关节处于一个超过90°的位置时（常见于深蹲），股骨髁和半月板的接触面积将会达到最小。从生物力学上说，半月板受力面积的减小将会增加其接触点的应力。

一定要牢记的是，半月板是膝关节最主要的减震器，一旦其遭受异常磨损将导致膝关节退变，从而引起疼痛和不适。深蹲可引起膝关节退变，然而不论是体育运动还是日常生活，我们都无法避免这一姿势。因此，通过科学合理、适当的训练使运动员在处于这一姿势时感觉舒适对他们是有益而无害的，但如果半月板本身有损伤，则不能进行该训练。

## 半月板损伤的症状和体征

通过影像学所见，半月板撕裂常分为以下几种类型：纵行撕裂、桶柄状撕裂、斜行撕裂和混合撕裂（伴随有以上三种撕裂）。根据临床症状，半月板撕裂分为三种不同的损伤类型。

### 急性撕裂

如果运动员在屈膝时感觉到"砰"的声音，那么他很可能发生了急性半月板撕裂。助理教练通常能观察到运动员膝关节的肿胀和关节僵硬，并伴随膝关节屈膝位的关节交锁。这种交锁是关节内半月板撕裂引起半月板翻转的结果,同时在膝关节一定屈伸范围内可导致疼痛加剧。

*亚急性撕裂*

亚急性半月板撕裂引起的疼痛通常不影响膝关节功能。亚急性半月板撕裂引起的疼痛一般较急性的轻,但在整个发病过程中其症状可能逐渐加重,且会导致长期疼痛和关节退变。如果治疗不恰当,持续的无菌性炎症和不完整的半月板将引起膝关节不稳,最终导致进一步损伤。

*慢性撕裂*

经过长年累月的反复磨损,大多数年长运动员的半月板都存在不同程度的退变,其疼痛程度因人而异。由于半月板的损伤和退变,运动员可能会考虑去执教。如果退变非常严重,可能需要进行部分或全膝关节置换。

## 半月板损伤的治疗

是否需要进行 RICE 治疗取决于早期症状(包括急性、亚急性和慢性)。疼痛和功能水平决定了运动员是否需要使用双拐避免负重,同时非甾体抗炎药的使用可以有效减轻无菌性炎症和疼痛。

为了半月板的合适护理和治疗,了解半月板不同区域的血供差异非常重要。半月板的外 1/3 血供比较丰富,该区域的撕裂虽然常常通过手术去修复,但有时其本身可以自愈。相反,半月板内 2/3 区域血供贫乏,意味着这一区域无法愈合。

半月板撕裂的部位决定了是否需要手术治疗。如果撕裂发生在血供丰富的区域,半月板能够自然愈合。如果没有丰富的血供,半月板将在膝关节内发生移动,并导致持续的疼痛和不适。由于在这些区域的半月板撕裂自身无法愈合,缝合这些组织也不能带来任何益处。尽管如此,在这种情况下,最好是将撕裂或磨损的软骨组织去除。

通过小切口,半月板撕裂可以在关节镜下进行外科固定。正如前文所述,是否通过外科手术来切除或修复半月板取决于局部血供以及撕裂部位。由于半月板撕裂的类型多变,手术后的恢复时间和康复期间限制条件也各不相同。手术方式有以下选择。

半月板切除术:半月板切除仅仅是切除其撕裂的部分。需要 6~8 周,运动员能完全康复并恢复到此前的功能。

半月板修复术：半月板修复术是指通过缝合的方式修复撕裂的半月板。半月板修复术的实施取决于撕裂的类型和部位，也同样取决于运动员的年龄和其耐心程度。康复时间是 4~5 个月，同时在术后前几周膝关节屈曲的活动范围被限制在 45°~90°，并且在术后的 4~6 周内患肢不能负重。

再次强调，手术方式决定了术后的康复治疗原则。半月板切除术仅需一个相对更短的康复时间，因为它不需要时间使撕裂的组织愈合到骨骼上去。而另一方面，半月板修复术将半月板撕裂的部分通过物理缝合的方式固定在骨骼上，因此需要足够的时间使其愈合到骨骼上。不应试图加快这一进程，为了更好地保护缝合的组织，在术后还有关于活动上更多的限制。

## 半月板损伤的预防

遗憾的是，现阶段没有一个真正行之有效的方法来预防半月板撕裂。正如前文讨论的那样，研究表明，增强股四头肌和腘绳肌肌力可以提高下肢的控制能力，提高整体的稳定性，这在一定程度上可以降低半月板撕裂的风险。但需要反复强调的是，运动本身就是潜在的损伤因素。

### 髌骨脱位

足球运动中另一个常见的膝关节损伤是髌骨脱位或半脱位。髌骨（或称为膝盖骨）是人体的籽骨，就像其他籽骨那样，它位于股四头肌远端的韧带内，在股四头肌和胫骨之间起一个杠杆作用。在膝关节的伸屈过程中，髌骨在股骨滑车沟内上下移动。股骨滑车沟由远端的股骨髁组成，并参与形成和髌骨相接触的内外侧面。

当髌骨发生脱位时，它脱离于股骨滑车沟，且大多是向外侧脱位。髌骨脱位在女性运动员中有相对较高的发病率，但同样也可以发生在男性运动员，其原因是女性有较大的 Q 角，将增加股四头肌对髌骨向外侧的牵拉。

### 髌骨脱位的症状和体征

髌骨半脱位最明显的症状就是在脱位处存在明显畸形。运动员常呈现屈膝畸形，伴随膝关节无法伸直，同样可以产生剧烈的疼痛和肿胀。由于脱位,运动员通常无法行走或负重。如果运动员出现这种情况,其他的运动员、教练或其父母都不能立即去将伤者的膝关节伸直。如果通过不正确的尝试将髌骨放置原位,可能导致髌骨骨折。一定要等到医疗专业人员到场救援,以尽量避免加重损伤。

## 髌骨脱位的损伤机制

髌骨半脱位的原因很多,包括:直接作用于膝关节的暴力,膝关节或踝关节的旋转,或突发的侧方剪切力。如果运动员存在反复阔筋膜张肌(位于股骨上段)或髂胫束的高张力,或股内侧肌与股外侧肌之间的张力不平衡,那么运动员将承受较高的髌骨脱位风险。如果股外侧肌紧张,股内侧肌松弛,将进一步增加髌骨外脱位的风险。综上所述,增大的 Q 角将形成上述假设,所以髌骨半脱位更常见于女性。

## 髌骨脱位的治疗

髌骨半脱位通常能够自行复位,如果没有,则需要立即进行复位。当复位成功后,最好是行 X 线片检查以确定有无骨裂或骨折。后期的再次受伤可能导致髌骨复发性半脱位,如果髌骨存在小的龟裂或碎片将会引起膝关节退变。

由于髌股关节不稳以及髌股关节周围支持带(维持髌骨位置的肌腱群)不稳,在初次创伤后,运动员很容易再次发生髌骨半脱位。如同第一次将纽扣穿过衬衣的眼孔时非常困难一样,如果支持带发生松弛,髌骨将越来越容易通过支持带进而发生脱位。

理疗师的首要任务是减少疼痛和肿胀,然后恢复膝关节活动范围的完整性。一旦运动员在膝关节屈伸过程中疼痛完全消失,即可进行后期的强化训练计划。训练重点在股内侧肌群的肌肉静态练习,该肌肉群直接作用于髌骨的一侧进行牵拉稳定。在受伤后,增强这组肌肉群的力量和神经肌肉控制可以带来益处。

如果髌股关节没有损伤,同时内侧髌股韧带完整,运动员可在 6~8 周后重返赛场。当然,在重返赛场前进行 3~4 周的力量训练和调理是必需的。

## 髌骨脱位的预防

为了避免髌骨半脱位,股内侧肌应尽可能强壮。我认为,每一名运动员，尤其是青少年足球运动员都应该进行良好的股四头肌和腘绳肌力量训练。

有些运动员在髌骨半脱位后利用"J形支撑支具"进一步稳定膝关节，以重返赛场。这种膝关节保护套通过收紧维克罗搭扣带在髌骨外侧形成支撑力量，这种支撑可以防止髌骨向外侧滑动（见图4.7）。

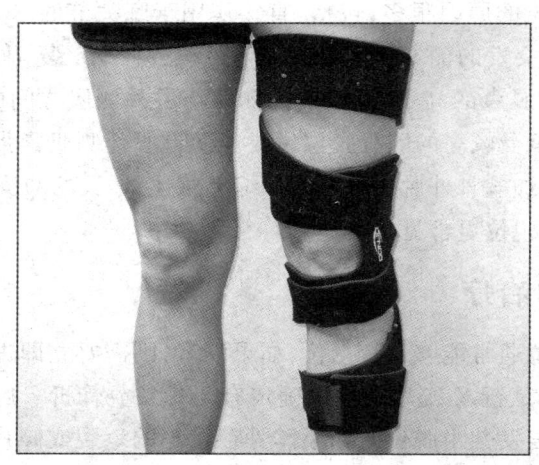

**图 4.7** J形护膝支具：稳定髌骨于滑车凹槽内，用皮带由侧面向内侧面锁紧。

（易世雄 译　周兵华 校）

# 第 **5** 章

# 臀部和大腿损伤

当大腿继续上抬,这时髋关节和大腿复合体在起作用。髋关节是一个球窝关节,也称为球形关节或多轴关节,在股骨头表面有一适配性骨性凹陷,髋臼为杯状凹陷(见图5.1)。与膝关节不同,髋关节是多轴关节,能够完成三个平面的运动,包括矢状面、冠状面和横向运动,与奔跑、踢球和带球相关,

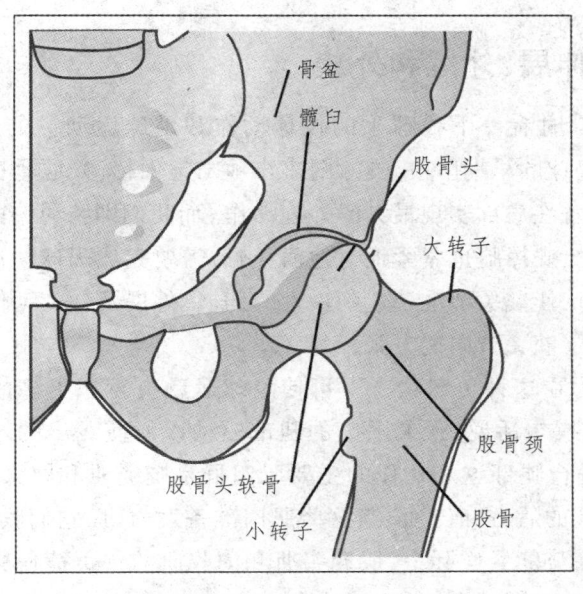

图 5.1 解剖:关节的骨性结构。

足球运动员对髋关节有极高的要求。在奔跑过程中完成暴发性的踢球动作或伸腿停球需要极大的力量、灵活性和可控性，足球运动员对髋关节运动的要求可能会导致髋关节区域的复杂损伤。

像全身所有关节一样，髋关节由四种结构组成，包括骨、韧带、肌肉和肌腱。韧带从骨盆延伸到股骨近端，由于其位于腰椎、骨盆和髋关节(LPH)肌肉复合体的深面，这些结构在运动过程中很少受伤，而肌腱的功能是将力量从肌肉传递到骨以完成运动。在这一章后面，我将探讨足球运动员经常发生的一些重要问题。

LPH 复合体大约由 29 块肌肉组成，包括内收肌、腘绳肌、髋部屈肌、腹肌、骶棘肌、阔筋膜张肌和臀肌。这些肌肉不但维持了髋关节的稳定性，而且使髋关节具有奔跑、跳跃及踢球等运动能力。值得注意的是，这一区域内许多肌肉损伤的治疗、预防和康复与关节和骨连接之间存在着非常紧密的联系。与其他任何关节一样，为了康复，我们可分离出特殊肌群，但必须考虑球窝关节多轴运动的特点和它们对周围关节的影响，即对脊髓–骶管交界处和腰椎的影响。

## 踢腿的生物力学分析

### 髋关节的伸展、外展和外旋

让我们同时看一下投球手的投球动作和足球运动员的踢球动作(见图 5.2)。在扔球的早期阶段，支撑腿牢牢地与地面接触，肱骨(上臂长骨)平行于地面，准备在肩部实现最大的外旋动作。而我们即将讨论的足球运动员有同样的动作，支撑腿也紧紧地与地面接触，需要完成踢球动作的腿股骨几乎与地面平行，使髋关节准备达到最大的伸展、外展及外旋动作，换句话说，即腿向后伸展，髋关节向侧方张开。

我们认为在这种负载状态下可使足球运动员蓄积更多的势能，来完成踢球动作，换句话说，最大限度的腿部驱动以便使踢出的球穿越整个球场或进球。进行腿部这一动作的主要肌肉群是腘绳肌和臀大肌，这些肌肉群位于髋关节的后方和侧面。当这些肌肉准备发力时，它们收缩，在拮抗肌群中产生潜在势能。实际上，股四头肌和内收肌的预负荷使腘绳肌和臀大肌完成运动。

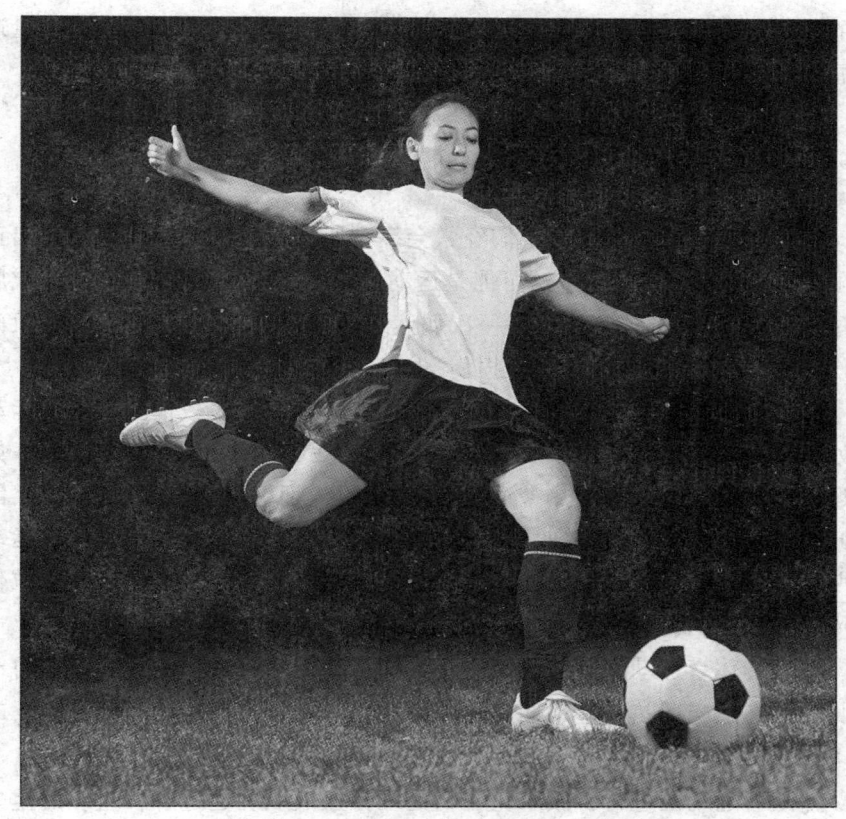

图 5.2 足球运动员踢球动作。

## 髋关节的屈曲、内收和内旋

髋关节屈曲复合内收动作是足球运动员小腿在身体前方和向对侧加速的重要动作,髋关节后伸外展从后到前实现腿部加速,从这个合理的受控关键动作来推动和过球。

股直肌和髂腰肌是髋部最重要的屈肌群。尽管这些肌肉的作用与髋关节单独屈曲类似,但在游泳和踢腿等运动中,股直肌的作用超过其他肌群,因为股直肌是一个更大、更强,跨越两个关节的肌肉。

解剖上,髂腰肌是髋关节主要的屈肌。它起源于腰椎,跨过髋关节,止于股骨。股直肌起源于髂前上棘(ASIS,是位于髋关节前方最突出的隆起),通过髌腱止于胫骨结节。如上所述,股直肌是两块肌肉中较长的,也有伸膝关节的作用。股直肌是与大多数动态踢腿运动有关的肌肉，源于核心的力量通过屈曲膝关节，突然变成一个伸膝动作。

## 肌肉拉伤的损伤机制

探讨组织结构的损伤时我们经常会提到肌肉拉伤，当肌肉牵拉超出正常限度时会发生这种情况。这可能是运动过快、过多导致的热身不充分或肌肉过度疲劳所导致，或者仅仅是一次偶然运动导致肌肉拉伤。和大多数肌肉损伤一样，这种损伤可以是急性损伤，也可以是慢性损伤。

急性肌肉拉伤通常是即发或突发常伴有疼痛。大多数情况下是当运动员处于疲劳或准备状态时，一个迅速或猛烈的踢腿动作而发生肌肉拉伤。如果运动员没有进行合理的热身运动，在完全投入训练时会发生肌肉拉伤，因为此时，肌肉没有为其快速收缩做好准备。相反，如果肌肉拉伤发生在运动后期，此时，运动员已经脱水或过度疲劳，肌肉处于紧张状态，也有发生拉伤的风险。那么，我们如何找到一个快乐的平衡点呢？

在进行体育运动之前，我们需要告知运动员采用适当的方式评估自己的身体。在适当的热身运动期间，运动员身体的肌肉可得到充足的血供，改善了血流。肌肉被激活，同时增加了肌肉的伸展性，为运动做好准备。

伴随着运动的进行，碳水化合物是维持血液顺利通过各种组织的重要物质。在运动前、运动中和运动后没有充足的水分，血液会变得更加黏稠，难以输送到身体各部位。这样，除了体能明显下降以外，还会使运动员肌肉拉伤的风险增加。

慢性肌肉拉伤是同一运动结果导致的，重复性训练是直接原因。此时相同的肌肉在同一肌肉运动模式下不停地收缩。试想一名美国足球运动员，他的动作是重复性的，训练中不允许有太多的多样性，踢球只做踢腿动作，可以想象一名优秀的足球运动员踢了多少次球。

对足球运动员来说，这是保持运动的正确做法。就像棒球投手在球场上要达到一定的投球数量一样，足球运动员也必须保持一定数量的踢球计数。他们应该花费时间以提高训练质量和技术水平。对他们来说，出去踢球并没有太大的训练意义，除非腿部训练已到位。

足球运动员应该用同样的方式进行自我管理。运动员赛前应着眼于高质量地完成每次训练。拟重返赛场的受伤运动员则更需要遵循这一原则。

## 肌肉拉伤的症状和体征

肌肉拉伤的症状和体征有一个明显的特点，即活动时为刺痛，休息时为钝痛。损伤部位可能有肿胀，多数情况下肿胀明显，软组织内可能存在腔隙。根据损伤的严重程度或肌肉拉伤的程度，损伤部位可能有青紫色淤斑，同时伴有疼痛和膝关节或髋关节活动受限。当存在更严重的组织撕裂，如一级、二级撕裂时，应咨询骨科医师。

## 肌肉拉伤的分级

**一级**：肌纤维过度牵张。

**二级**：少量（部分）肌纤维撕裂。

**三级**：肌肉组织全层撕裂。

通常情况下如果没有先进的成像系统能直接看到并确定实际发生了多少肌肉组织撕裂，很难区分不同程度的撕裂。无论撕裂程度如何，但最终采用同样的处理方法可缓解运动员的不适感，减少炎症反应并避免进一步损伤。对于任何肌肉拉伤，可以对运动员采取妥善的处理措施，不一定要立即寻求医师帮助。经过 4~7 天的处理，如果症状持续存在且未得到改善，则可能需要进一步的医疗干预。

## 内收肌拉伤

有四条内收肌从耻骨延伸到股骨，包括大收肌、小收肌、长收肌和短收肌（见图 5.3）。内收肌的功能是腿内收，在传球、射击和横向运动中可看到这一动作。

内收肌拉伤在足球运动员中经常发生，而且这一区域的损伤有很高的鉴别诊断率。总的来说，这意味着在那个区域有很多不同的损伤发生。所以重要的是要排除其他方面的损伤，如运动性疝或运动部位疝、髋白盂唇撕裂、髋屈肌紧张或耻骨炎（耻骨间的一种炎症），诊断内收肌拉伤前要排除以上疾病。

运动员内收肌拉伤引起的疼痛可能与侧方运动有关，特别是变换方向

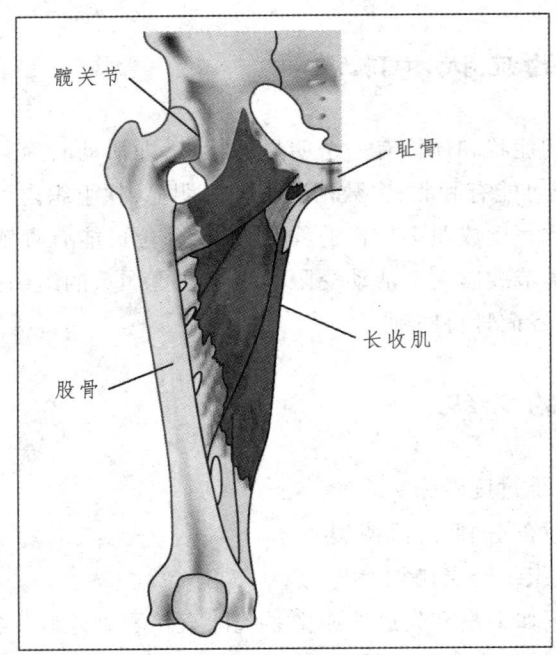

**图 5.3** 解剖：内收肌群。

试图过球时容易导致内收肌损伤。切记，不仅是内收运动，髋关节外展也会造成这些肌肉组织拉伤。如上所述，运动员应尽量使腿部动作与身体协调，尽可能努力地把球踢出去。

## 腘绳肌拉伤

依据损伤结构的位置，腘绳肌损伤通常发生在大腿中部后方。由于腘绳肌群的长度覆盖了整个大腿后方，这些肌肉在任何区域都可能拉伤。

腘绳肌起于坐骨，坐骨是骨盆骨的一部分，向下延伸止于胫骨和腓骨（见图 5.4）。双膝内侧的腘绳肌腱又被称为半膜肌或半腱肌。股二头肌位于外侧，由内侧头及外侧头组成，移行至远端。这些大的肌腹组成了大腿后方的肌肉组织，它们以腱性组织移行至远端，相应的肌腱组成了膝关节后方间隙的边界。过度牵伸可引起这三块肌肉中的一块急性拉伤，股二头肌是最常受累的肌肉。

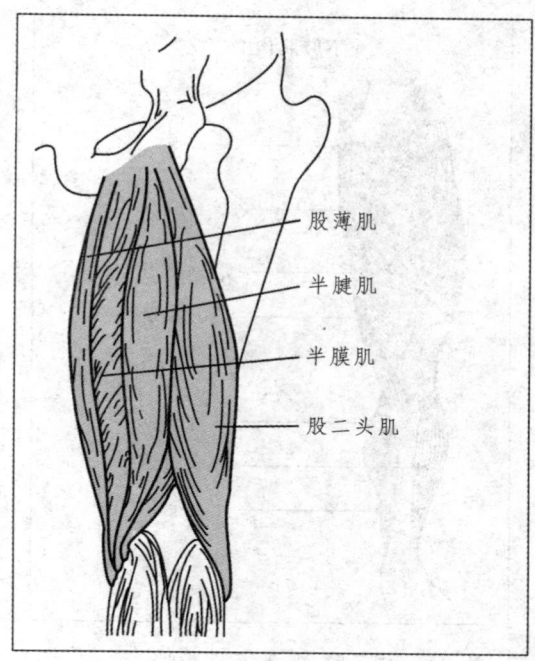

图 5.4  解剖：腘绳肌群。

腘绳肌在髋关节和膝关节运动中均发挥作用，其主要起到伸髋关节和屈膝关节的功能。由于在足球运动中需要腘绳肌功能最大化来完成奔跑和踢球动作，持续性疲劳会引起腘绳肌受损。在足球运动员中，腘绳肌拉伤很常见，腘绳肌不同程度的损伤都会造成运动员多次无法上场比赛的现象。

## 股四头肌拉伤

股四头肌位于大腿前方，包括四块强大的肌肉，其作用是屈髋和伸膝，由股内侧肌、股外侧肌、股中间肌和股直肌组成（见图 5.5）。和腘绳肌一样，股四头肌也是跨越两个关节，其主要作用是伸膝，同时协助髋关节屈曲。当然，股四头肌收缩产生的效果是不同的，当肌肉牵拉超出正常范围时，股四头肌会以同样的方式被拉伤。

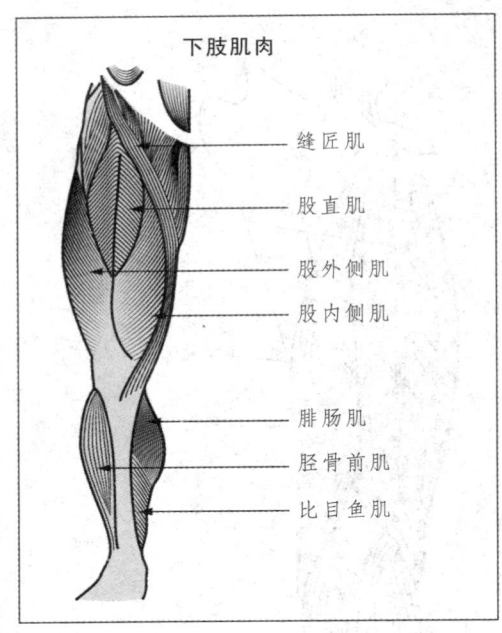

图 5.5　解剖：股四头肌。

# 肌肉拉伤的治疗

大多数足球运动员都希望拉伤的肌肉能够快速恢复，但却不了解休息的重要性。如前文所探讨的，任何类型的肌肉拉伤都应该采取 RICE 方式进行处理。肌肉拉伤后，大多数人本能地试图通过牵拉或用泡沫辊在拉伤的肌肉上滚动，以缓解疼痛。这是急性肌肉拉伤不推荐使用的方法。虽然这些措施可能对肌肉拉伤有益，但要到肌肉有机会恢复和愈合时才可应用。重返赛场之前，肌肉必须愈合才能进入任何形式的功能康复。

## 何时可以对拉伤的肌肉进行牵拉

当我接诊一名肌肉拉伤的运动员时，我会试图通过冰敷和口服 NSAID 抗炎止痛药来减轻疼痛和肿胀。在进行康复训练之前，必须确保运动员能无痛行走。最初的目标是减少炎症反应和疼痛，恢复髋关节的正常功能和膝关节的活动范围。

有时，运动员必须在非负重情况下采用弹力绷带加压治疗。在这种情况下，了解肌肉愈合前的恢复进展情况很重要。

一旦运动员可以无痛行走、坐并站立，则他(她)可开始进行一些简单的屈伸康复训练(见图 5.6)。这一康复计划应包括渐进性的肌肉牵伸训练和功能恢复训练。

和所有康复一样，不应仅包括拉伤部位的康复，还应包括整个肢体的康复，同时还要考虑上下关节的损伤。当运动员的肌力开始恢复时，他(她)才可以进行接近于运动链的运动。随后，进行一些具体的专项训练，包括肌肉增强训练，直到最后完全返回赛场。

## 肌肉拉伤后的跑步计划

一旦肌力初步恢复可以完成系列运动，运动员可开始进行跑步项目的训练，包括直跑、后退、对角跑和慢跑。当运动员跑步时不再疼痛，则他(她)可以提前开始更多的足球专项训练，如运球、传球和全面的折返运动。任何重返赛场的训练都把运动水平进行细分，以完全恢复运动员的比赛能力，首先恢复运动员的基础运动能力，然后再发展到更高水平。

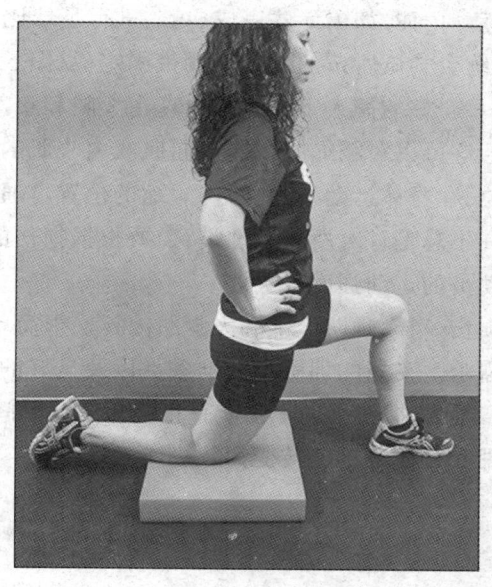

**图 5.6** 屈髋拉伸训练：跪在一个充气垫上，右髋关节向前压，背部稍微拱起。

对于肌肉拉伤,在回归比赛前,除一般原则外,并没有针对重返赛场的特异性训练计划。时间表完全依赖于运动员个体化康复计划实施结果的好坏,两个运动员的损伤不会完全相同,每名损伤运动员都应进行个体化处理。

在康复期间,了解肌肉的生物力学很重要。要知道一些常规动作会导致牵张、拉伸或身体某一区域的拉伤。在从事某些活动之前,应考虑和评估一下这项活动是否会加重损伤。每名运动员都必须听从自己身体发出的信号,不做任何会引起不适的运动。软组织快速康复技术在康复阶段有一段很长的路需要走。

## 髋部和大腿肌肉拉伤的预防

为了预防髋部和大腿肌肉拉伤,我们必须清楚足球运动员运动时的动力变化,以及在我们的日常活动中,我们是如何使用大腿肌肉的。我们不只是在踢足球时才屈曲髋关节,而在一天很多时候都会进行此动作。髋部和大腿肌肉拉伤的症状包括髋关节前方疼痛、上下楼梯或行走时疼痛加剧。加强髋部和大腿肌肉训练很重要,训练计划中应包括屈髋、轴心运动、骨盆稳定性训练和弹性训练。记住,如果无法完成屈髋,进行足球比赛将非常困难。

有时,运动教练会尝试所谓的髋人字绷带固定(见图5.7)。这实际上是一个预防性支撑,一个好的髋人字包扎是包裹在大腿和腰部上,以协助肌肉运动并缓解疼痛。这可以对腘绳肌、髋部屈肌或内收肌的应变起到支撑作用。依据损伤部位,在身体运动期间,肌肉短缩的位置可通过包扎协助肌肉运动。这种包扎并不总是针对所有运动员,需要根据损伤的严重程度、返回赛场的时间和运动员的运动强度来决定。

与所有肌肉损伤一样,预防髋部和大腿肌肉拉伤很简单。肌肉需要足够强壮以适应运动需求。良好的训练和辅助条件以及良好的热身是任何运动的关键组成部分。当然,损伤早期干预能真正缩短康复时间。一级拉伤如果未得到合适的护理和关注可迅速转变为二级或三级拉伤。

## 热身

正如我们在本书中所说的,一个良好的热身,其重要性不能被低估。热

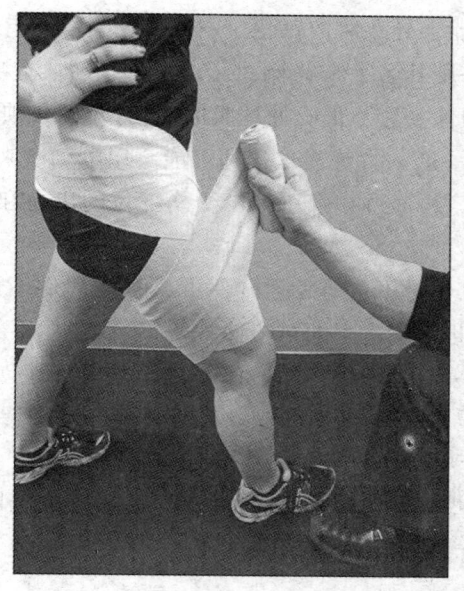

**图 5.7**　髋人字绷带：使用一个弹力绷带模仿髋部屈肌群的作用进行包裹。将受伤的髋关节置于屈曲站立和轻度内旋位来缩短肌肉,然后用绷带包扎。

身不包括一两分钟的绕场慢跑, 热身的目的是在关键的肌肉组织内产生良好的血流灌注,为训练或比赛做准备,明确运动的具体部位。

比较好的做法是运动员在进行具体训练之前应该出汗。根据运动员的运动量和在赛场上的位置,不同部位肌肉的收缩要求不一。

如果你看一下美国足球大联盟比赛的后卫线, 你会看到一群球员在不断地移动,通过环形慢跑和敏捷训练保持腿部肌肉的温度,为比赛做准备。这些运动员很清楚自己的身体,他们知道不能直接从休息区上场比赛。应保持肌肉松弛和灵活性,以便随时做好准备参加比赛,最重要的是避免受伤。

## 四头肌挫伤

四头肌挫伤或擦伤是直接撞击肌肉造成的。当 50/50 头球进攻时最容易导致足球运动员股四头肌挫伤, 其中一名运动员将膝盖直接撞到另一名运动员的股四头肌肌肉上,直接撞击很可能会造成血管破裂和皮下出血。一旦发生这种情况,血液就会淤积在该部位。即便是最轻的挫伤也很痛苦,如果不妥善处理,可能会导致肌肉钙化,被称为骨化性肌炎。

骨化性肌炎可用其名字来解释,肌肉骨化或成骨,造成损伤的四头肌肌群缺乏弹性和移动性。为了正确处理肌肉挫伤,我们必须采取逐步 RICE 和适应性训练的方法。运动教练或理疗师可能会用电刺激来帮助控制疼痛,但最重要的方法是冰敷,通过冰敷可减少受伤部位的出血和损伤,以保持肌肉弹性。

处理骨化性肌炎时不希望发生两件事。第一,我们不希望在比赛期间遭受额外的影响,因此需要适当的衬垫保护。第二,我们不希望像经常做的那样,采用热敷的方法来处理损伤的肌肉。对于任何急性创伤,身体将会启动其自身的炎性反应,该区域会出现渗液,热敷只会增加渗出量,加速细胞死亡,冰敷和伸展运动会减轻这些症状。

如上所述,这些情况通常是轻微的,但可基于疼痛、肿胀、僵硬和功能丧失的严重情况进行分类(见图5.8)。

## 运动疝

运动疝虽然不是最常见的损伤,但足球运动员也会经常遇到,也被称为运动性疝气,这是腹部前方的一个疼痛综合征。在男性,疼痛可能会蔓延至

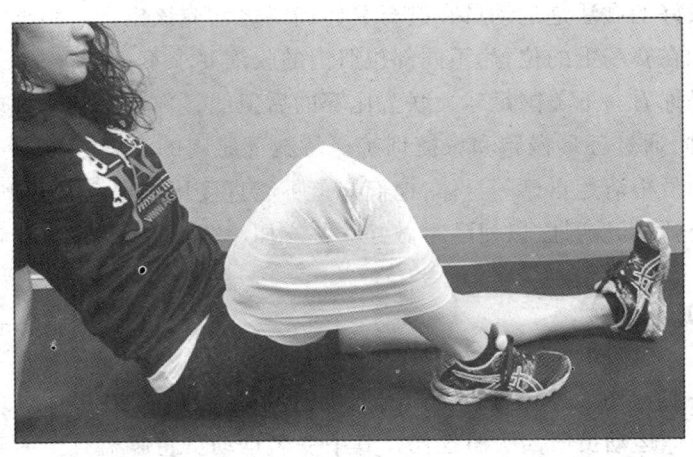

图 5.8　四头肌挫伤冰敷和牵伸:直接在挫伤区放一个冰袋,保持膝关节屈曲,用弹力绷带包裹于大腿和小腿上。

睾丸和耻骨周围,运动增加时会引起疼痛。关于运动性疝的形成原因,医师的意见不同:一些人认为是组织撕裂所致,腹股沟韧带是最常撕裂的组织,而另一些人则认为是内收肌功能障碍所致,其他人则认为是由股神经撞击造成的。作为一名足球运动医学人士,我认为在检查运动性疝之前,必须排除髋关节问题,许多髋关节病变,如髋臼盂唇撕裂、屈髋肌或内收肌撕裂、髋部撞击症等都能引起与运动性疝相类似的症状。疼痛源自骨盆的运动员应去看矫形外科医师,由其来鉴别引起疼痛的真正原因。

## 髋关节内部弹响综合征

髋关节弹响综合征的一个特征性表现是可听见弹响或突然感到关节内/关节周围咔嗒声。当髂腰肌变厚和肿胀,由髋关节屈曲时与股骨大转子或股骨头撞击引起。患有髋关节内部弹响综合征的足球运动员都有这种弹响经历,每次跑步时都会出现这种令人不安的不适感。

髂腰肌肌腹深层组织按摩可提高其伸展性,这是处理髋关节内部弹响综合征的好方法。但由于髂腰肌位于腹部深面,按摩可能会引起运动员不适,应由理疗师或运动教练进行按摩。在髋关节前方热敷也是有益的方法,同时可进行髋关节屈伸练习。

## 髋臼盂唇撕裂

髋关节是股骨和骨盆之间的一个球窝关节,股骨头形成球,骨盆形成窝(髋臼)。这使髋关节有更大的活动范围。盂唇是骨盆关节面的一层软骨,为股骨头提供了额外的稳定性,使其位于髋臼内。盂唇也为互相滑动的股骨头与髋臼提供了光滑的表面。

髋关节的稳定性大部分是由髋关节周围大量的肌肉组织提供的,包括臀肌、腘绳肌、股四头肌、腰大肌、阔筋膜张肌和其他许多起源于骨盆附着于股骨的小回旋肌。记住,有29块肌肉组成了腰椎–骨盆–髋关节复合体。因此,虽然髋关节有很大的运动幅度,但也有很多稳定因素。

在这一关节中要考虑的最后一个细节是股骨头和股骨颈的形状和方向。尽管这一球窝关节在许多方面与肩关节类似,但主要的区别是股骨颈以一定的角度进入骨盆,在所有三个平面上的运动方向可以改变:冠状面、矢状面和横断面。随后，股骨头与骨盆形成关节也有各种动态变化。取决于股骨头插入的机械力学以及股骨头的形状（没有人像一个实际球一样完美），一些人的盂唇或周围结构有很高的损伤风险。

## 盂唇撕裂的损伤机制

和之前探讨的其他大多数损伤一样，盂唇撕裂的机制有急性和慢性之分。

急性盂唇损伤最常发生于髋关节脱位或半脱位。半脱位是脱位后快速、自发性复位所致。也就是说，髋关节弹出然后又复位了。尽管有大量的肌肉维持髋关节的位置，但这种损伤的发生可由高速暴力引起，造成的创伤不仅仅是盂唇，同时也有周围结构的损伤。请注意，髋关节脱位是急诊，应即刻处理，因为下肢血液供应会被损害，腿的动脉血供可能被阻塞，必须谨慎对待。任何人都不应该去尝试复位，应该在有必要设备的创伤中心在医师的看护下完成复位。

由于股骨创伤，导致股骨头从髋臼内滑出，在盂唇上可能会造成撕裂。一个真正的盂唇撕裂诊断需要 MRI 关节造影证实，造影剂注入髋关节后，关节结构会精确地显示出来，常规 MRI 成像是很难辨别的。放射科医师可从拍摄的图像上确认诊断，并确定撕裂的程度，严重程度从轻度的 1 级到严重的 4 级。

慢性盂唇撕裂是盂唇反复损伤引起的。这可能是由解剖结构异常导致，或由股骨头/髋臼形状异常导致，其会造成异常磨损和关节软骨的撕裂。对足球运动员来说，髋关节的扭动、旋转、屈曲和伸直在每天的基础训练中是不可避免的，这种异常情况不可能阻止运动员比赛，但可导致髋臼盂唇的变性。

## 盂唇撕裂的症状和体征

通常情况下，盂唇撕裂的运动员在运动时会出现髋关节前方疼痛。由于在该区域的许多组织可能是疼痛产生的来源，在确定其他任何诊断之前，排除髋关节内病变很重要。在这种情况下，髋臼的上唇损伤是我们最常寻找的髋关节内病因。运动员会在一定的运动范围内出现疼痛，按压腹股沟时疼痛出现，松开后疼痛消失。腹股沟拉伤经常会被误诊为髋臼上盂唇撕裂，髋臼上盂唇撕裂也经常被误诊为腹股沟拉伤。MRI 髋关节造影检查是正确诊断盂唇撕裂的必要手段。

## 盂唇撕裂的治疗

最初,运动教练和理疗师通常会采用保守方法治疗盂唇撕裂,首先采用 RICE 的方法限制炎症扩散。由于该区域有多块肌肉附着,紧张的肌肉可能会导致疼痛。手法治疗对不严重的盂唇撕裂是有帮助的,不幸的是对撕裂的盂唇,在康复过程中只有有限的治疗方法可供选择。最终,运动员会出现不适感且竞技能力降低。盂唇撕裂无法自愈,但疼痛可采用多种方法进行处理,包括口服 NSAID 抗炎镇痛药和注射类固醇激素。

由于疼痛是最主观的症状,如果疼痛持续存在,治疗无法改善症状,该运动员应就诊寻求医疗帮助,以确定有效的治疗方法。

## 手术干预

如果保守治疗无效,手术干预可能是必要的。基于盂唇撕裂的程度和原因,外科医师可根据撕裂的盂唇碎片选择切除或去除,也可将其与盂唇缝合修复。根据解剖和损伤机制的不同,有不同的手术方法可降低术后复发的风险,但这也可能导致股骨异常伸直而破坏软骨。

然而,外科医师决定修复关节,在修复过程中,要有一个具体、细致的保护已修复的髋关节的计划。手术后,运动员返回赛场需要 6 个月以上,以保证盂唇修复手术成功。

## 盂唇撕裂的预防

盂唇撕裂的预防往往来自训练计划中力量、柔韧性和平衡等方面的综合练习。确保运动员身体两边有同等的力量和控制是关键。做正确的伸展运动以保持臀部的灵活性和运动是有益的。对于任何损伤,早期干预通常有助于限制损伤范围并避免加重组织损伤。

（邓银栓 译　周兵华 校）

# 第 6 章

# 脊椎损伤

颈椎由七个椎体节段组成,从枕骨开始,并以它们的方式互锁形成轴向骨架。这些不规则形状骨包裹着脊髓,脊髓及其分支从脑干一直延伸到手指及足趾末端。除了保护脊髓,颈椎也允许各个方向的自由运动。韧带和肌肉环绕颈椎支持这一自由范围的运动。

当足球运动员颈椎受到伤害,他们最常受伤的是肌肉骨骼系统。无论是牵拉、扭转或痉挛,常常会意外发生损伤或扭伤,或通常所说的"挥鞭样损伤"。适当的颈部力量很重要,其不仅要控制和支持头部,还要保护头部免受损伤。

足球运动员踢球时主要靠奔跑,但也要使用上肢。这虽然是违规的,但推拉、抓扯等行为以及摔倒在地都可能会造成损伤。然而,在大多数情况下,一名足球运动员损伤颈椎是因为头球。

## 头的生物力学

预防头部和颈部损伤的正确方式是准备好撞击(见图6.1)。将肩胛骨收紧、后伸颈部使球员通过上背部和脊柱用最大力量进行头部撞击。这是一项重要的技能训练,尤其是年轻的足球运动员可能没有发达的颈部肌肉。开始的最好方法是让运动员在比赛或练习时进行简单的头部运动。

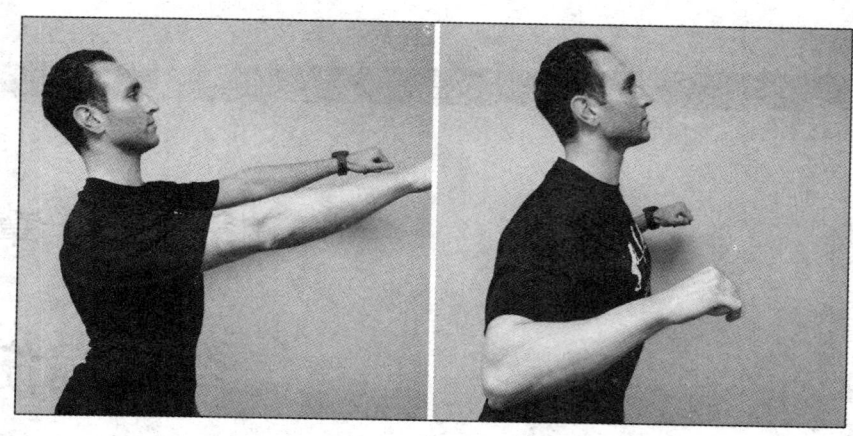

**图 6.1** 头部正确的生物力学:收缩肩胛骨,耸肩,收紧颈部肌肉准备撞击。闭嘴,试着用前额正中和自然的发际线水平接触球。总是把你的头对准球,不要等它来撞击你。

## 斜方肌

　　斜方肌是一块相当大的肌肉,起源于枕骨后部的突起,向外延伸至肩背部,止于胸椎甚至腰椎。它由表浅的和不同层次的肌肉组成,有助于伸展头部和耸肩。斜方肌作为一个整体的主要目的是防止头部由于重力引起的前倾。在足球中,它可以后伸头颈部准备撞击。当斜方肌完全收缩,头向后拉,肩膀耸向耳朵。

## 胸锁乳突肌(SCM)

　　不要被这一肌肉长的名字吓到, 因为看名字就知道它的功能较为简单和明确。这一肌肉起源于乳突(耳朵后面的突起),顺着颈部延伸到锁骨近端,止于锁骨和胸骨上部。它可以使头部以脊柱为轴线进行侧弯、屈伸以及旋转。为了演示这一肌肉的功能,可以把一个手指放在乳突位置,另一个手指放在胸骨上部,并通过头部运动使两个手指相互靠近,头将向下及横向扭转,这就是胸锁乳突肌的作用。

　　在颈部的双侧都有胸锁乳突肌。在另一侧重复这个练习,然后尝试同时使双侧胸锁乳突肌收缩。将会发生什么?头会朝下靠近胸前。所以当双侧胸锁乳突肌一起收缩,它们会灵活地将头向下弯曲。这样的方式很像一个运动所需要的动作——足球场上的头球。

## 颈部常见的肌肉损伤

斜方肌和胸锁乳突肌是颈部最常受损的两种肌肉。正如任何损伤的肌肉,我们担心的是损伤的严重程度(一级、二级或三级)。由于这一肌肉组织的强度和范围,很少在运动中见到超出一级或二级的损伤。当然,更大的创伤,如车祸会造成更严重的损伤,但在体育运动中一般不会出现。

斜方肌相对胸锁乳突肌是更容易受伤的肌肉。运动员通常会描述在颈部和肩部中间有一种尖锐的、烧灼感的疼痛。这通常是足球运动员与他人碰撞后摔倒在地的结果。没有碰撞但突然的头部旋转也可以造成这种损伤。

虽然偶尔会伴随斜方肌擦伤,但主要的征象是斜方肌炎症导致的触痛以及运动时的僵硬。

## 颈部常见肌肉损伤的治疗

治疗颈部肌肉损伤的第一个目标是尽快减轻疼痛和功能障碍,其次是恢复运动范围(见图 6.2)。在急性损伤,冰敷非常重要,其可以减轻疼痛,限制炎症反应,并有必要停止运动进行休息。根据急性损伤的表现,现场医疗人员排除任何可能造成的颈椎或脊髓损伤至关重要。现场评估运动员的创伤程度超出了本书的范围,但要记住,现场的教练或急诊医师有责任对紧急受伤运动员的照护进行指导。

一旦运动员被认定为有更严重的损伤,同时确诊伴有软组织损伤,运动员将需要理疗师或运动训练器的帮助以恢复力量和活动度, 让身体休息以便愈合。一些方式,如冰敷、消炎药物和电刺激有助于这一阶段的康复。早期的运动练习应包括屈、伸、侧弯和旋转。

当颈部肌肉的运动范围恢复后,运动员可以开始锻炼肌肉力量。可以采用简单的静力训练法,以免加重颈椎负担。常看到足球或摔跤运动员做头部和颈部的训练,在他们的头上增加负荷,或主动用毛巾抵抗,但这一般不推荐,因为增加的负荷会增加颈椎椎间盘破裂的风险。

除了良好的静力训练,上半身练习,如斜方肌牵拉或耸肩有助于增加斜方肌的力量。某些举重运动,如高翻也是有益的,因为这些复合运动包含有斜方肌的运动。

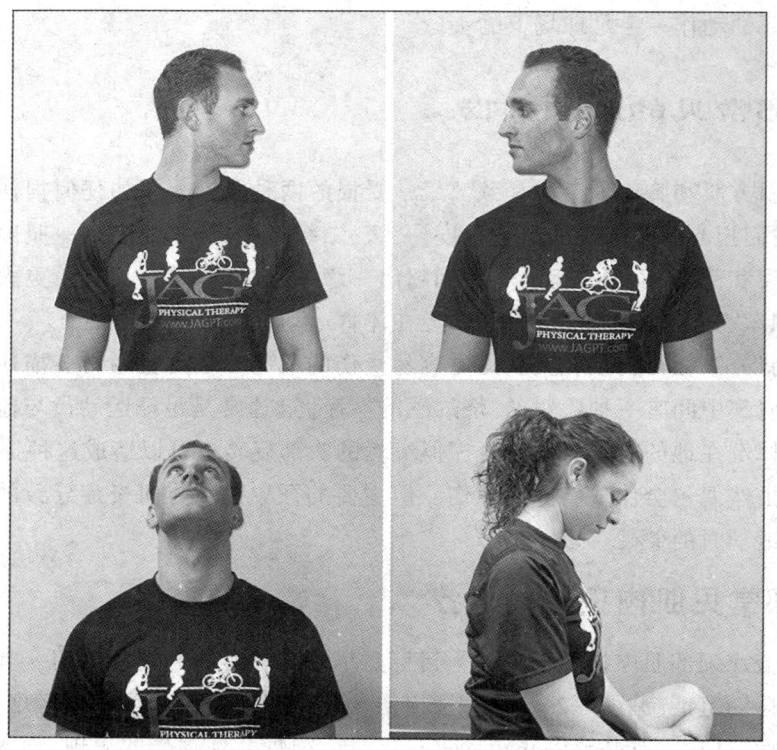

**图 6.2**　颈椎的运动范围:进行运动试验,以测定引起颈椎疼痛的范围以及活动受限的范围,包括旋转、侧偏和屈伸活动。

## 颈部常见肌肉损伤的预防

　　当然,在需要接触如足球这样的运动要防止所有碰撞是不可能的。最简单的防止颈部肌肉损伤的方法是通过早期的良好教育,这有助于更好地理解如何正确地头球。良好的头部和颈部控制,以及所有颈部肌肉组织适宜的强度将大大减少受伤风险。

### 颈椎间盘突出症

　　更严重的颈椎损伤可以引起足球运动员椎间盘膨出或突出(见图 6.3)。椎间盘就像果冻甜甜圈,外面环绕有纤维环,内部有一种凝胶样物质,称作

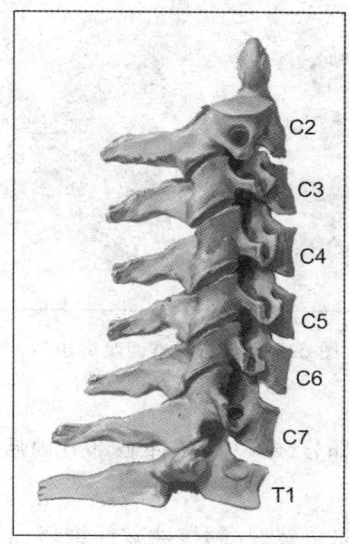

**图 6.3** 解剖:颈椎。

髓核。当椎间盘突出时,纤维环会破裂,内部凝胶状的髓核会渗漏到椎管内从而压迫脊髓。

这种损伤很像颈部扭伤,有类似的症状和体征,如疼痛、烧灼感以及炎症反应。最常见的区别因素是,疼痛、麻木以及刺痛自肩膀延伸至手臂。这是神经根型颈椎病的一种,当椎间盘的一部分从椎骨延伸到神经根时,它会引起神经的撞击、卡压或收缩。通过体格检查,测试上肢的肌力和感觉可以确定。

在足球运动中, 颈椎间盘突出症通常由运动员互相冲撞或运动员摔倒在地引起。症状发作迅速。当 C5-C6 和 C6-C7 水平椎间盘突出时,往往会伴有肌肉无力。C5-C6 和 C6-C7 处于脖子中间,在此处颈椎更容易受到伤害。由于 C1-C4 与头骨的解剖关系更有利于椎间盘的保护,C1-C4 椎间盘突出非常罕见(见图 6.4)。

## 椎间盘突出症的四个阶段

**椎间盘退变**:化学性质改变,常与年龄相关,使椎间盘功能减退但不至于突出。

**椎间盘变形**:椎间盘的形状或位置改变,向椎管轻度移位,也可以叫作椎间盘膨出或突出。

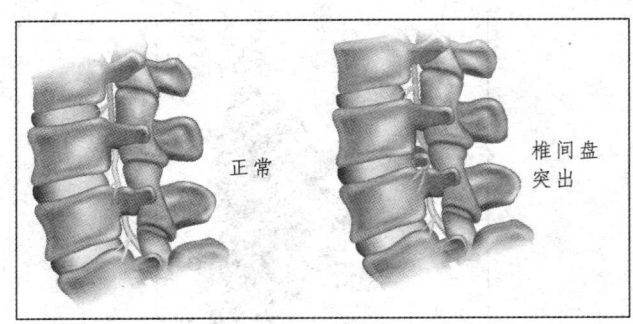

图 6.4 解剖：颈椎间盘突出症。

**髓核挤出**：纤维环部分破裂，髓核冲破部分内层纤维，但仍然包裹在外层纤维环之内。

**髓核脱垂**：纤维环完全破裂，髓核冲破纤维环，溢出到椎管内。

## 颈椎椎间盘突出症的治疗

这些类型的损伤可以由理疗师或运动教练治疗，通过休息、牵引可以缓解压力和炎症。也可使用抗炎药，如布洛芬。所有怀疑有这些类型损伤的足球运动员一定要由医师诊断，以便评估突出的严重程度。

通常，医师和理疗师都会等运动员症状缓解才会进一步让运动员进行力量恢复训练。如果运动员能够完成一项具体的运动，那么他(她)可能被带离足球场进行休息。而如果症状在一个适当的时间内仍无法缓解，医师可能会考虑更具侵袭性的治疗，如硬膜外激素注射，或在极端的情况下进行手术干预。

预防颈椎间盘突出症的唯一方法是确定身体足够强大以适应运动的需要，也应考虑正确的生物力学和正确的头球方法。上肢力量的加强对于足球运动员保证安全以及降低风险也很重要(见图 6.5 和图 6.6)。

## 臂丛的"烧灼感"和"刺痛感"

臂丛是颈髓的重要组成部分，涉及肩、手臂和手的功能。臂丛是一个神经网络，由第 5~8 颈神经前支和第 1 胸神经前支的大部分纤维组成。从脊髓出来后分成神经干、神经束和各种分支，一直将神经供应延伸到上肢末端。

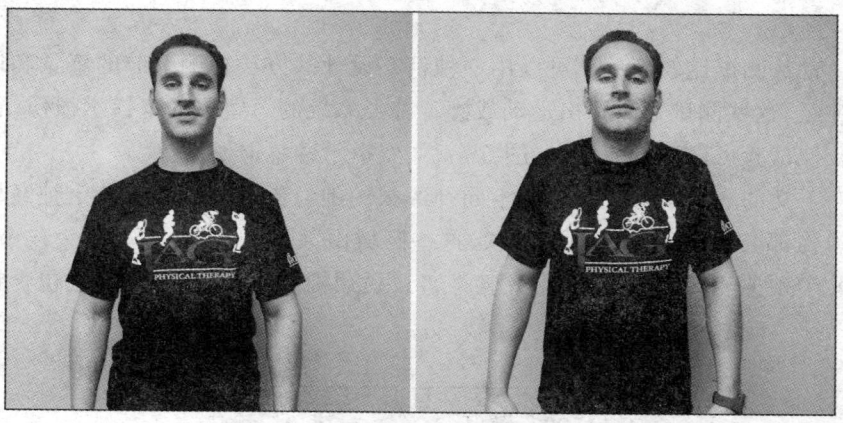

**图 6.5** 耸肩：以正确的姿势站立，通过抬高斜方肌使肩膀朝向耳朵。

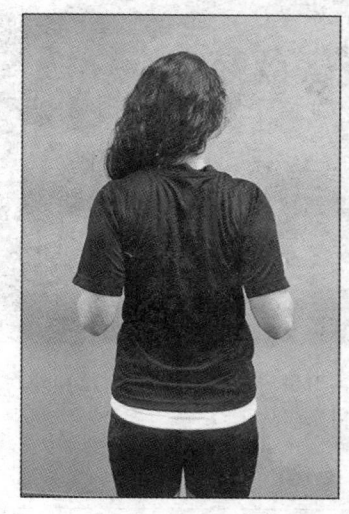

**图 6.6** 肩胛骨内收：肩胛骨加强训练，将肩胛骨保持在适当的位置，防止前倾姿势（驼背）。将双侧肩胛骨向脊柱靠拢。

　　臂丛神经损伤最常提及的是"烧灼感"和"刺痛感"。这是臂丛受到牵拉的结果，由于它延伸出颈部到肩膀，会干扰上肢的神经供应。头部强有力的旋转和手臂伸展可引起短暂的神经系统症状。烧灼感和刺痛往往是临时的，休息可以缓解。具体的休息时间取决于损伤的严重程度和运动员的损伤史。如果运动员有臂丛慢性损伤史，有力量和感觉长期下降的风险。

　　臂丛测试比较简单,可以用一种精心设计的方法检测上肢的感觉和运动神经。这些测试通过指出运动或感觉神经系统的短暂下降来提示损伤。臂丛拉伸试验可以诱发症状(见图6.7),强烈提示臂丛损伤。

　　下文的表提示构成臂丛的不同神经根的神经支配。每一个特定神经根的损伤都会引起特定区域的症状,这些区域由某一脊神经供应,称为皮节。有8个颈神经起源于颈椎,第一胸椎,T1,是颈椎与胸椎间的过渡,也包含在

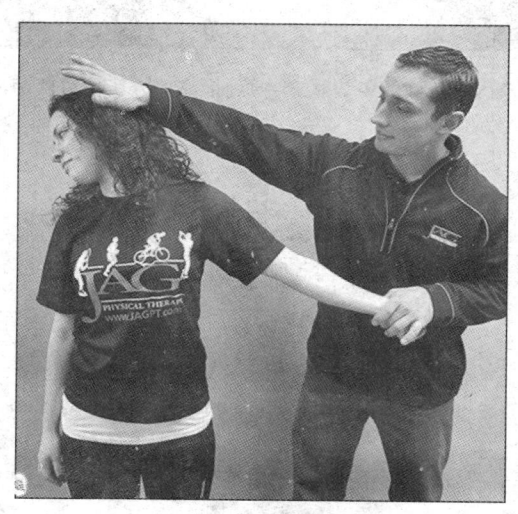

图6.7　臂丛拉伸试验:将头向对侧肩部倾斜,同时牵拉和外旋手臂,以此牵拉臂丛神经。这种动作经常可以诱发神经损伤症状。

| 皮节 | 感觉 |
| --- | --- |
| C1 和 C2 | 头顶部 |
| C3 | 颞部 |
| C4 | 颈部两侧 |
| C5 | 肩峰(肩膀尖) |
| C6 | 外臂往下到大拇指 |
| C7 | 前臂中段至中指 |
| C8 | 前臂内侧至第五指 |
| T1 | 肱部内侧 |

其中。

一个肌节是指起自脊髓的某个神经根所支配肌肉组织的特定区域。每个肌节负责特定的肌肉动作,如下表。

同样的这些症状适用于颈椎间盘突出症。臂丛神经损伤因神经根牵拉产生短暂的影响可以迅速消散,而椎间盘突出更多的是一种机械故障,需要更长时间来解决,常说的一句话是,"你不可能把果冻放回甜甜圈"。一旦患有椎间盘突出,其无法完全治愈,但可以被外科医师切除。

应注意的是,有这一诊断并不意味着将拥有所有描述的症状。这些都是受伤的征象,应由医师进行适当的评估,医生可能会借助磁共振成像,明确患者不适的确切原因。

烧灼感和刺痛一般在 20 分钟之内可自行缓解。如果症状持续,可寻求医师帮助。臂丛神经损伤最常采用保守治疗,通过加强颈部肌肉,包括斜方肌的力量和灵活性来实现。

## 腰椎损伤

不论是足球运动员还是任何类型的运动员,成千上万的美国人遭受过腰部损伤。在正常、健康的个体,如果你从侧面看腰椎会有前凸(见图 6.8)。由于人体喜欢平衡,如果有一部分太偏向一个方向,其他部分在相反的方向上总会有一个纠正。这就需要我们在直立姿势中保持平衡,并在日常活动中改进功能。

然而,脊柱过度弯曲可以导致后凸或前凸。脊柱前弯或后背凹陷时脊柱是过度弯曲的,额外的压力会引起疼痛。后凸畸形是一种夸张的上背部变

| 肌节 | 运动 |
| --- | --- |
| C1 和 C2 | 颈屈曲 |
| C3 | 颈部侧屈 |
| C4 | 耸肩 |
| C5 | 肩外展 |
| C6 | 屈肘和腕背伸 |
| C7 | 伸肘和腕掌屈 |
| C8 | 拇指外展和尺偏 |
| T1 | 指外展和内收 |

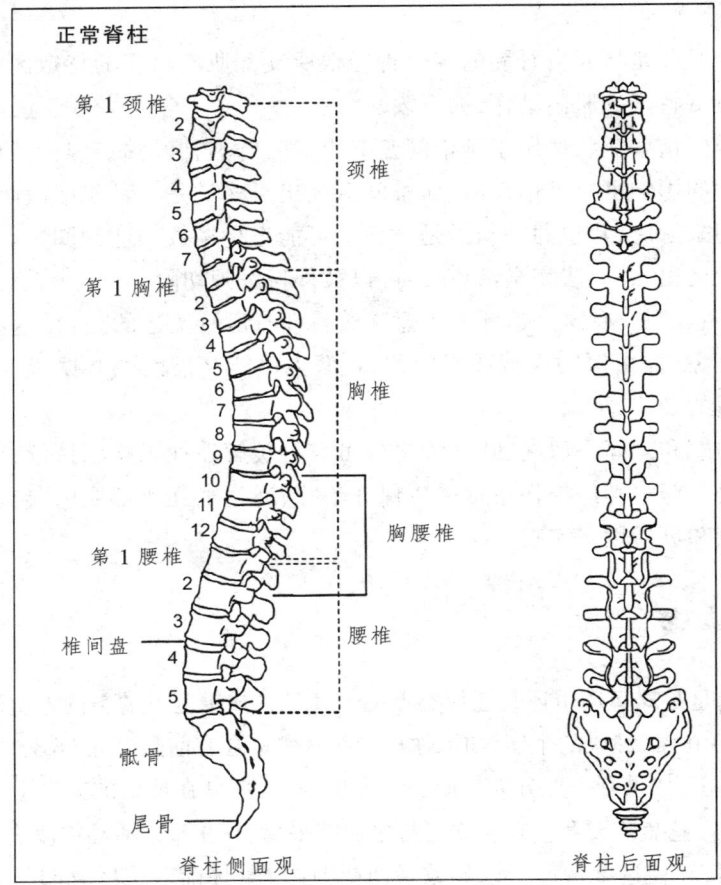

图 6.8 解剖：脊柱侧面观。*Source*: Image courtesy of the National Institute of Arthritis and Musculoskeletal and Skin Diseases.

形，有时被称为驼背。

　　某些身体类型更容易导致脊柱弯曲发作，或不注意也容易出现脊柱上方和下方的问题。

## 腰椎损伤的原因

腰部损伤

　　足球运动员也是跑步运动员，他们必须边跑步边踢足球，这样会对下肢施加压力。他们也经常偏好使用身体的某一侧,重复使用某一侧会使另一侧衰退。由于各种原因,足球运动员经常遭受腰部各部位肌肉的劳损,这些小肌肉分布在腰椎两侧。

腰部劳损往往导致背部痉挛。腰部疼痛进展迅速,可伴随运动度以及力量的丧失,以及无力弯曲、伸展和旋转躯干。

背部痉挛通常是椎体移位的结果(见图6.9)。背部疼痛有时是背部的问题,也经常是由靠近脊柱或骨盆的脏器病变导致的。重要的是要确定背部疼痛的实际原因并针对性治疗。

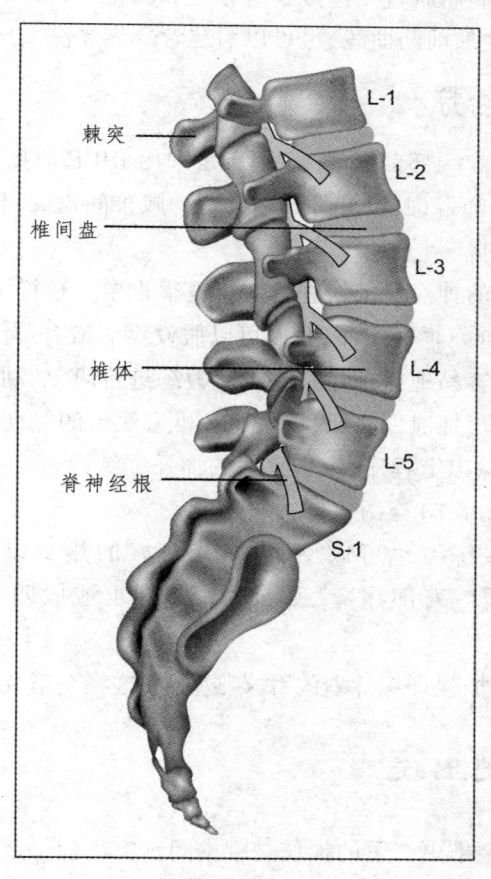

图 6.9　解剖:腰椎。

### 腘绳肌群

腘绳肌群起于骨盆下方，由于它们的位置靠后，倾向于将肢体向后方牵拉。一名运动员的"腘绳肌群紧张"会导致整个后方肌肉链出现问题，运动员将会经常出现"平背"。这时腘绳肌非常紧，它们牵拉骨盆向后，展平下背部的正常曲线，导致股四头肌和背部肌肉衰退，并可能导致背痛。

### 股四头肌/髋屈肌群

股四头肌和髋屈肌直接连接到前骨盆和腰椎。这些肌肉群的紧张将导致骨盆前拉，并增加前凸曲线，也可以引起背部疼痛。

## 腰部劳损的治疗

当确定要治疗腰部劳损时，第一步是采用 RICE 原则治疗（见第 3 页的表）。我建议向医师咨询，以排除其他类型的腰椎间盘突出症、腰椎峡部裂或椎体的应力性骨折。

对可能存在的神经根损伤进行检查也很重要，这样可以排除更严重的损伤。如果没有神经根性疼痛，我们可以假设疼痛最有可能是劳损或扭伤的结果。这可以很容易地由理疗师或运动教练进行康复，利用电刺激、湿热敷以及通过锻炼等增加股四头肌、臀大肌和椎旁肌肉的柔韧性。这些肌肉平行排列支撑脊柱。除以上程序，一个良好的加强训练计划也可以帮助治疗并预防腰部疼痛（见图 6.10 至图 6.12）。

同样的这些练习也可以预防损伤，良好的热身以及运动后关键部位冷敷也可以缓解背部痉挛。如果大腿后肌群或股四头肌紧张，可尝试拉伸。

运动员理解加强训练计划的意义很重要，这将在第 9 章进一步叙述。

## 腰椎间盘突出症

比起颈椎，腰椎更严重的损伤是腰椎间盘突出症。最常见的椎间盘突出症发生在 L4-L5 水平，其中 L5 神经根受压，其次发生在 L5-S1 水平，其中 S1 神经根受压。

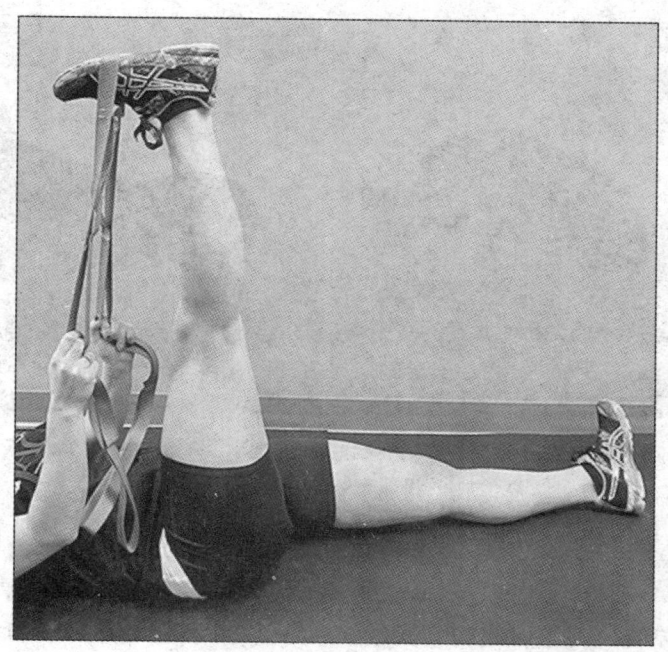

**图 6.10** 仰卧位腘绳肌伸展：患者取仰卧位，放置一条皮带，用上肢力量将足部牵拉直至小腿朝向天花板，把带子拉向面部，保持腿伸直。

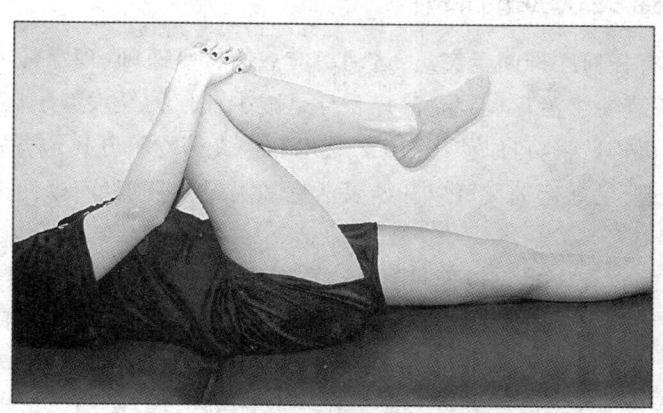

**图 6.11** 膝盖向胸部伸展：患者取仰卧位，拉伸膝盖直至胸部以牵拉腰部。坚持 30 秒，每侧重复 3 次。

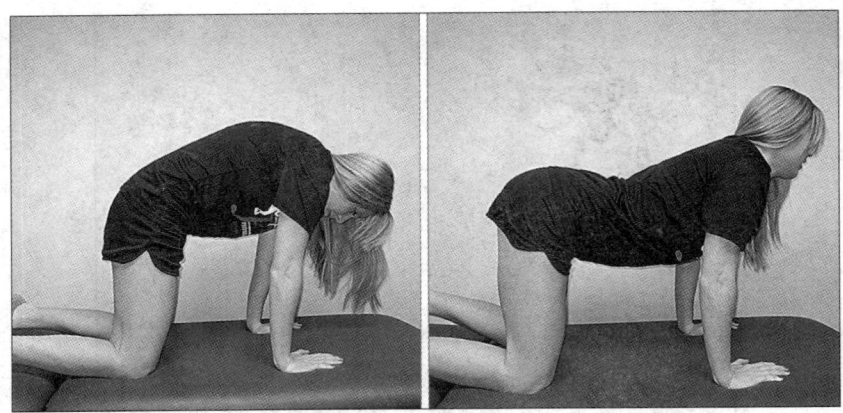

图 6.12　猫和骆驼练习：跪位，双手双膝撑地，把背拱向天花板，直到感觉上、中、下背部伸展，保持 10 秒。复位放平背部，然后将腹部朝向地面，臀部上翘，腹部放松，使背部塌陷，保持 10 秒。以上动作重复 3~5 次。

L5 神经根刺激引起的病变延伸到踇趾，可引起足背麻木和疼痛，以及臀部疼痛。S1 神经根刺激可导致踝反射减退，跑步和走路时踝关节无力。麻木和放射痛可能延伸到足底以及相关肌肉。

## 腰椎间盘突出症的治疗

如果有任何腰椎间盘突出，运动员应立即接受医师、理疗师或运动教练的照顾，确定一个治疗计划。治疗目标是减少任何神经根型疼痛，使腰部局部疼痛不再扩散，这可以使用 RICE 技术和抗炎药物等方式。当放射痛及局部疼痛消退，足球运动员可以开始灵活性和力量恢复训练，以便恢复到过去的状态。

腰椎间盘突出也可以通过计划性训练来缓解根性疼痛及腰部疼痛。一旦症状开始消退，不论选择哪一种训练对康复都是有益的。一旦灵活性和运动范围增加，运动员可以开始核心的稳定性训练，随后恢复到功能性体育训练。一旦完成所有这些阶段中无疼痛的训练，运动员可以安全返回赛场。

根据功能障碍的严重程度，医师可以选择的处理方式包括硬膜外类固醇激素注射甚至外科手术。治疗任何根性症状非常重要，这可以防止神经根的长期压迫导致无力甚至残疾。

## 腰椎间盘突出症的预防

正如在本书中反复提到的,在足球场上碰撞难以避免,有时这些碰撞会导致椎间盘突出。然而,如果足球运动员拥有良好的条件,就可以大大降低受伤风险。运动员必须接受系统性训练,以满足这项运动的需求。重要的是均衡训练身体两侧,以便获得良好的力量及柔韧性。

(匡志平 译　卢卫忠 校)

第 **7** 章

# 上肢损伤

由于足球运动的性质,足球运动员通常极少发生上肢损伤,包括肩、上臂、腕和手部损伤,这些部位的损伤常见于棒球、排球和游泳运动员。然而上肢损伤仍可能发生,这通常是与其他球员碰撞或摔倒在地所致。

这种机制会导致更严重的上肢损伤,如骨折、脱臼和半脱位,需要大量的时间来恢复。这种损伤的症状和体征往往很明显,特别是脱臼、骨折移位时,但事实往往并非如此。患者可以有隐匿性骨折,骨折无明显移位,外观无明显畸形,这种损伤需要通过先进的影像检查才能观察到。

只要骨的稳定性尚可,这些不很严重的骨折通常可以外固定3~6周,使骨折有足够的时间愈合。这些损伤需要矫形外科医师有更多的判断,判断依据包括骨折位置、骨的完整性、愈合证据、治疗史和运动员的年龄。医师必须考虑一切,以便针对每名运动员做出诊断决策。

如果在比赛或练习时怀疑有骨折,紧急处理很重要。可将运动员带离,固定损伤部位,尽量冰敷,然后寻求紧急医疗救助。

骨折通常需要6~8周才能痊愈,其后需要4~6周的康复计划,以便在回到赛场前拥有良好的功能。这个康复计划由理疗师或体能训练师制订,并由医师监督。

## 肩锁关节

肩胛带由三块骨头组成:肩胛骨(骨头看起来像一只鸡翼)、锁骨和肱骨

（见图 7.1）。

肩锁关节(AC)是肩峰和锁骨之间的关节。肩峰是肩胛骨的延伸端，与锁骨远端形成肩锁关节，该关节为肩部的最高点。这两块骨头被三条韧带连接：肩锁韧带、喙肩韧带和喙锁韧带(CC)（见图 7.2）。喙突也有稳定肩锁关节的作用，它是一个钩形结构，是肩胛骨的延伸。尽管肩锁关节周围的韧带

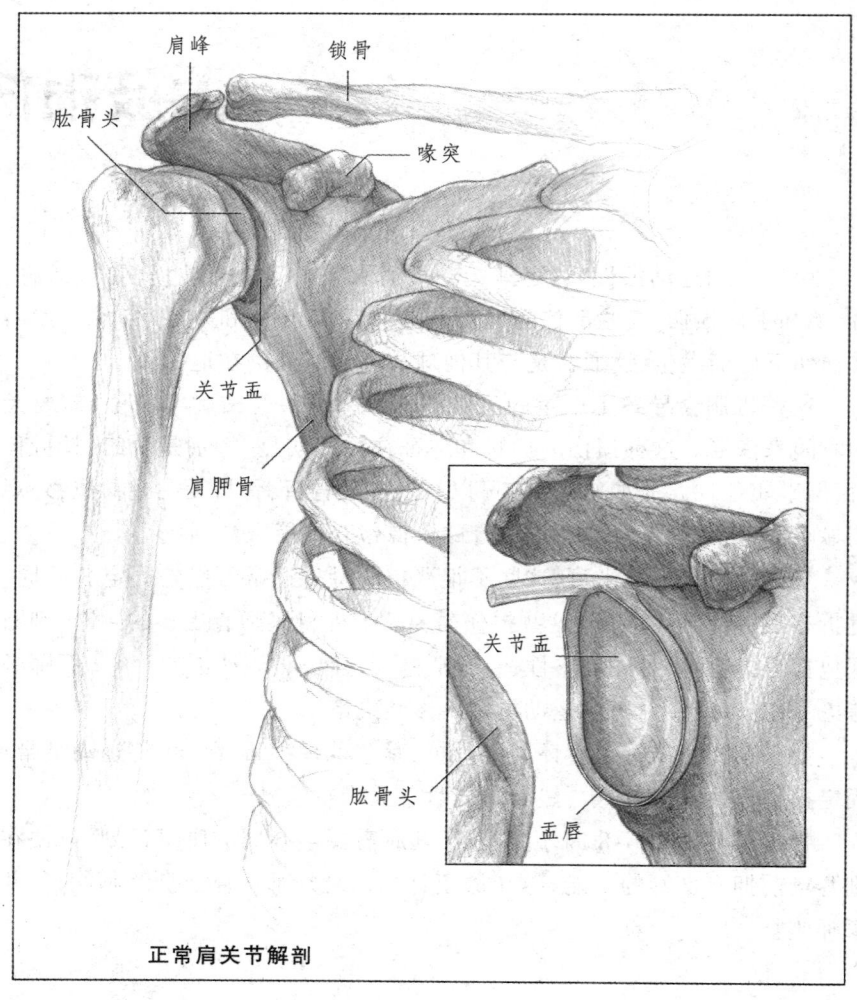

图 7.1　解剖：肩胛带。*Source*: Image reprinted with permission from *Sports Medicine: Study Guide and Review for Boards*, by Mark Harrast and Jonathan Finnoff, Demos Medical Publishing, 2011.

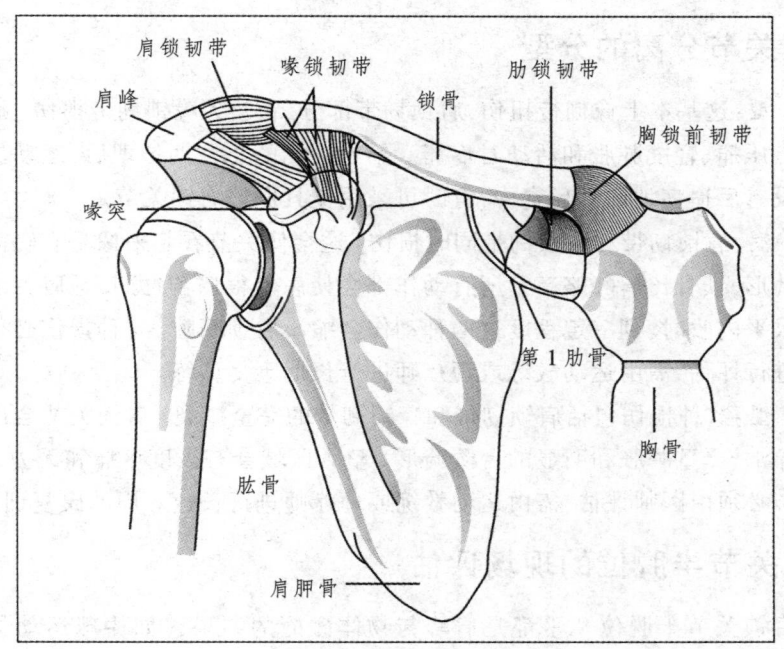

图 7.2 解剖:肩锁韧带。

非常强大,但仍易受到损伤,这主要是因为它们所处的位置以及活动范围的狭小。

肩锁关节,以及由肱骨头及肩胛盂构成的盂肱关节。这组关节的活动度能够满足我们在日常生活及体育活动中的需要。然而,同样重要的是要保持一定程度的稳定性,以防关节损伤及完整性破坏,在活动度与稳定性之间取得平衡是关键。肩关节必须足够宽松,以允许自由范围的运动,但应足够稳定,以防半脱位。

## 肩锁关节半脱位的机制

当诊断肩关节半脱位或脱位时,重要的是要确定损伤机制,这样医师可以对哪一结构有可能被损坏或损伤有一个估计。当因足球运动发生肩锁关节半脱位时,通常是由于肩峰直接撞击或前臂外展位摔倒所致。

肩锁关节分离分为 6 型,从严重程度分依次为 1 型到 6 型。在足球运动医学中,我们的研究重点是 1 型到 3 型,因为超过这个级别以后的类型需要手术干预及康复计划,这些应由矫形外科医师详细考虑。

## 肩锁关节分离的分型

1 型:这基本上像韧带扭伤,肩锁韧带部分撕裂,无喙锁韧带损伤。症状包括点压痛、轻度肿胀和活动时疼痛。给予适当的急性期护理后,运动员便可以没有后遗症地回到比赛中,有时可采用支具保护肩锁关节。

2 型:肩锁韧带和喙锁韧带同时损伤。这会使关节看起来像是有轻微的台阶畸形,锁骨比肩峰略高。所有动作都会使患者很痛苦,尤其是肩关节前屈和水平内收时,到一定程度这两种动作会缩小肩锁间隙。这种损伤必须由医师进行评估,需由运动教练或理疗师进行长期康复训练。

3 型:这种损伤包括肩锁韧带和喙锁韧带的完全撕裂。肩锁关节会出现完全异常、严重肿胀和明显的台阶畸形。整个区域会有极度疼痛和无力。这种损伤必须由医师评估,需由运动教练或理疗师进行长达 6 周的康复训练。

## 肩锁关节半脱位的现场评估

肩锁关节半脱位几乎都是肩峰与物体碰撞的结果, 如棒球运动员跑到外场与墙相撞, 四分卫摔倒后侧方着地, 或足球运动员头球后摔倒在地。当在现场发生这种损伤时,最好将运动员的手臂贴胸悬吊。如果可以悬吊,这可进一步帮助手臂休息并减轻脱位部位的压力。冰敷对于缓解疼痛及控制炎症非常重要。矫形外科医师的评估至关重要,以确定损伤程度并排除骨折。

## 肩锁关节半脱位的康复治疗

治疗的初始目标是减少疼痛和炎症以促进身体自然愈合。其后是帮助肩关节逐渐恢复活动度(见图 7.3 至图 7.6)。直到有足够的时间使韧带愈合,任何会导致关节张开或韧带损伤的动作都应避免。这包括任何手臂超过头顶或移向身体对侧的动作。根据这一点,运动员应用健肢应对所有日常活动,如刷牙和梳头,穿衣服时应先穿患肢,然后是头部,最后穿健肢。

治疗师应依据患者的肿胀和青紫程度、患者的手臂放置方式以及症状描述来确定创伤何时可以愈合。此后,运动员则可以开始被动动作,如摆动肢体。这是一种很好的方式,进行重力协助运动可减轻周围肌肉组织运动时引起的疼痛。良好的活动度训练程序应该是先被动训练,然后进行主动辅助

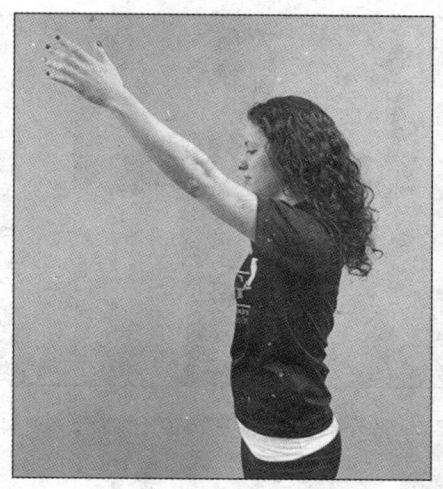

**图 7.3**　肩前屈：通过肩部肌肉保持手臂伸直，在面前举起手臂，超过头顶。

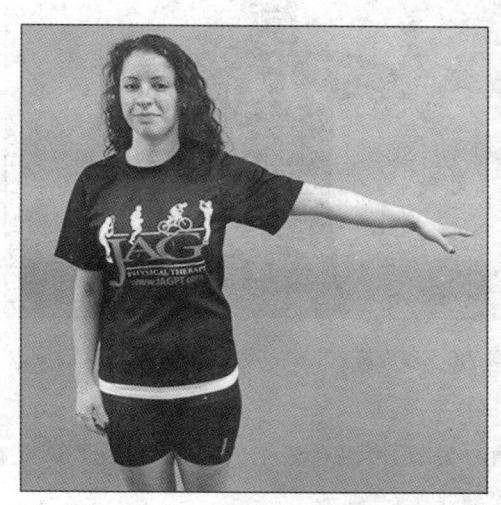

**图 7.4**　肩外展：通过肩部肌肉保持手臂伸直，抬起手臂向侧面，并向上伸展超过头部（在冠状面）。

训练，最后进行主动训练。特别是对于肩锁关节半脱位的患者，应先使患肢在患侧活动以减轻压力，然后逐渐过渡到前屈和外展。

当运动范围以最小的疼痛恢复后，运动员可以开始一项肩关节力量训练计划，这应该包括屈/伸、外展/内收、水平外展/水平内收和内旋/外旋练习。

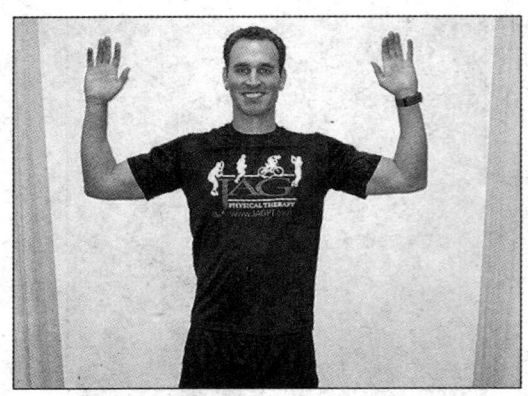

**图 7.5** 肩外旋：在盂肱关节范围内肱骨头外旋。

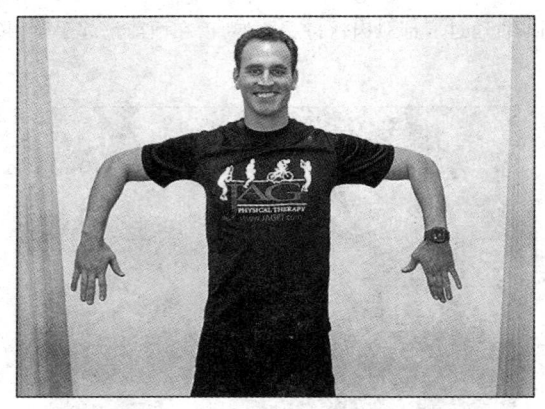

**图 7.6** 肩内旋：在盂肱关节范围内肱骨头内旋。

由于肩膀是一个动力关节，可以在各个方向自由活动，因此在重返比赛前给予充分的康复非常重要。

## 锁骨骨折

锁骨骨折与肩锁关节分离密切相关，其形成原因是肩胛带的撞击或锁骨的直接撞击。摔倒在地时肩部直接接触地面，或肩关节外展位时手臂着地可以传输足够的力量，导致较小但很重要的锁骨发生骨折。

锁骨是肩胛带最重要的骨，附着其上的众多肌肉协助肩关节各方向的运动。最常见的骨折部位是远端或外端 1/3 处,锁骨弧形转换出现在此处。

如果怀疑有锁骨骨折,运动员需立即由医师诊断。通常,这种损伤通过简单视诊可见缝隙或移位,但需要拍摄 X 线片,以便准确诊断骨折类型及移位程度。

锁骨骨折的症状包括肩部运动时疼痛增加、肿胀、压痛、擦伤或肩部附近凸起。运动时可能出现摩擦感、摩擦音、肩关节僵硬和无法活动。

锁骨在 20 岁之前尚未完全硬化,因此,高中、青少年和俱乐部等的球员通常有较高的骨折风险。锁骨愈合通常没有任何困难,但如果骨折移位无法通过简单的悬吊术纠正,手术干预可能是必需的,通常包括用克氏针或钢板螺钉将锁骨固定直至愈合。

骨愈合需有 6~8 周时间不能活动,让骨折端保持在合适位置。一旦骨恢复到足够强大,医师可以开始康复计划,以便使肩部恢复到正常的运动范围和基本的强度。随后,运动员则可以进行一项完整的力量计划以便回归足球运动。

当运动员回归比赛时,必须了解他(她)的位置。多数足球运动员在运动中(奔跑、推拉等)不需要太多的上肢运动。要记住,中场球员常需要抛掷界外球,门将必须反复抓抛球。如果守门员存在锁骨骨折,那么在康复时必须给予一些特殊的足球训练,如将球举过头顶、侧扑以及任何投掷运动。一定要有充分的时间由医师来进行这些康复训练,运动员没有表现出充分的恢复之前不应回归赛场。

## 肩袖

肩袖是肩部周围的一组肌肉,其功能是稳定和旋转肩部。

我们已经讨论过,肩带由三块骨构成,包括肩胛骨、锁骨和肱骨。肩袖共四块肌肉,包括冈上肌、肩胛下肌、小圆肌和冈下肌,其作为肌腱连接肩胛骨与肱骨。这些肌肉起源于肩胛骨,然后延伸并以肌腱的形式与肱骨连接。当肌肉收缩时,小圆肌和冈下肌引起肱骨外旋,肩胛下肌引起肱骨内旋,冈上肌引起肱骨外展。

## 共收缩

这个术语对于理解肩袖肌肉群的稳定作用很重要。外旋和内旋是相反的动作，由不同的肌肉群负责。想象一场拔河比赛，当一块或一组肌肉发力时，会导致一个方向的力，另外一块或一组肌肉发力时，会导致一个方向相反的力，如果两边同时发力，就会陷入僵局，双方都没有移动。

当内旋和外旋同时发生时，会使肱骨头趋于稳定（见图 7.7）。这是康复中的一个重要概念，也是为什么康复治疗重视肩袖力量的原因。

## 肩袖的损伤机制

肩袖撕裂在足球运动中通常发生于守门员，因为比起游泳、棒球和网球运动员，他们更多地将手举过头顶。

本质上有两种肩袖撕裂。一是急性撕裂，即遭受冲击或外伤力量使肩部高度旋转。想象一名守门员手臂伸展倒地，也许有另一名球员摔倒在守门员身上。二是慢性撕裂，这是由于反复使用导致退化的结果。想象守门员做一

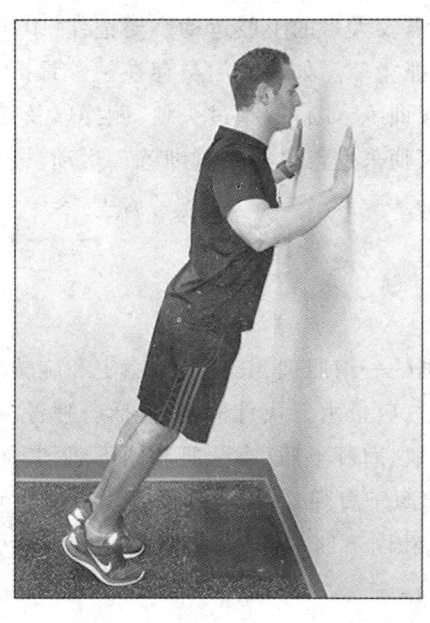

**图 7.7** 推墙：将手掌置于墙上，于正前方或肩部以下，弯曲肘部然后伸直。这是一种较好的上肢强化训练。

个投掷动作,一遍又一遍。

## 肩袖损伤的症状和体征

肩袖撕裂最常见的症状是疼痛、无力、肩关节肿胀或僵硬。根据撕裂的程度和不同肌腱的撕裂,会有不同程度的功能丧失。运动员即使可以保持一个完整的运动范围,也会在某些方向出现弱点。

肩袖撕裂最常见于冈上肌,其主要负责任何举过头顶的投掷活动。该肌位于肩胛骨上方,穿过肩胛骨间的间隙,止于肱骨大结节。它的功能是抬高手臂(见图 7.8),但此时,它也会在关节空间内被挤压从而发生变形。当然也有不同诱发因素导致这一肌腱出现问题,运动医学医师应认识并正确对待这一问题。

只有矫形外科医师才能做出肩袖撕裂的正确诊断。医师会寻找简单的症状和体征,如肩部在某些方向上的弱点。如果怀疑有撕裂,医师会判断运动员在活动时是否会进一步损伤,或者需要进一步检查,X 线片或磁共振成像对于准确诊断非常重要。

如果损伤微小,且运动员可以在没有手术干预的情况下自愈,则运动员可以不参加理疗,并重返运动计划。任何治疗方案都有一个进程,包括力量、

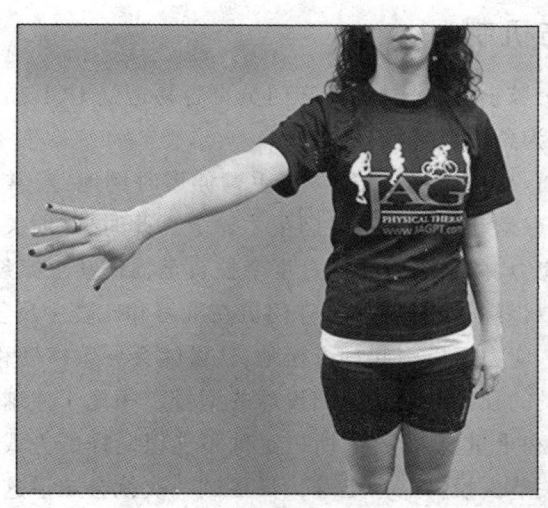

**图 7.8** 肩胛面:将手臂放在身体一侧,用肩部肌肉抬高手臂,从外展 60°开始,在肩高度停止。

活动度的恢复，以及功能的恢复，其后才能开始具体的运动。返回赛场所需的时间取决于损伤的严重程度，但在一般情况下，足球运动员肩袖损伤的恢复早于下肢损伤。

虽然足球运动员主要是跑步，但肩袖损伤后在完全进入比赛之前也应进行一定程度的投掷训练，特别是守门员。守门员应该有一个专项练习，而且在康复过程中不应该在手臂伸展位跌倒，这一风险应被理疗师或运动教练考虑并控制。

记住，为避免手术干预治疗，有些情况可进行保守治疗。然而，如果运动员无法通过保守治疗恢复，手术可能是必要的，以修复肩袖。术后治疗通常会持续 6 个月以上，直至完全康复后再回归运动。

## 尺侧副韧带

尺侧副韧带(UCL)是肘关节内侧一个厚的三角形组织。它起于远端肱骨，止于前臂内侧的尺骨(见图 7.9)。

当肘关节稍微弯曲时，UCL 是稳定肘关节的重要结构(当肘关节完全伸直时，尺骨和肱骨会构成一个强大的锁定机制)。UCL 分为外侧和内侧部分，称为前束和后束。

## UCL 的损伤机制

和大多数上肢损伤一样，足球守门员更容易遭受 UCL 损伤。在受伤机制方面，可以分为急性或慢性损伤。

在急性 UCL 损伤，守门员通常在手臂伸展时倒地，经常合并有外部力量，如另一名足球运动员摔倒在守门员手臂上。此时，在肘关节内侧会受到强有力的外翻应力，内侧韧带会被过度牵拉直至损伤甚至撕裂。

UCL 也可以像绳子一样磨损。守门员在练习和比赛中反复投球，这会给韧带施加应力。应力可以引起韧带松弛，这可能会导致疼痛和不稳定。

足球运动员的独特之处是他们投球的型号。相比于棒球在手中的舒适感，足球的周长和重量要大得多，所以足球不能以同样的方式投出。尝试弯曲肩关节及肘关节去投掷一个足球，只要试一次就会知道这个动作很明显是无效的。

相反，守门员直肘投球，他们的手臂像一个长长的杠杆，在躯干上转动，

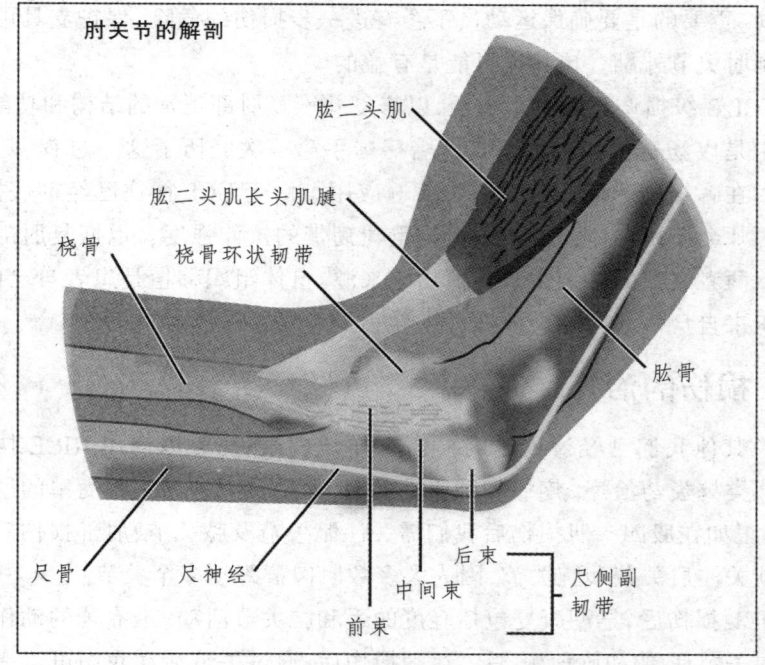

图 7.9 肘关节的解剖。

屈腕包住球可以帮助降低肘部压力。这项技术对于青年运动员可能很难,但应及早对所有守门员培训。

一定要了解身体是一个完整的生物力学链,一个有效的投掷才能使整个链良好工作。许多年轻的投掷运动员,包括守门员对投掷等缺乏生物力学了解,他们通常只使用肩部或肘部,而不使用躯干和下半身的大肌肉群。在康复阶段,每一名投掷运动员都需要训练肩关节的前部和后部,以保持良好的肩部核心力量和下肢力量,并练习平衡和本体感觉,以便利用整个动力学链进行投掷。

## UCL 损伤的评估

如果肘部内侧疼痛持续超过一段时间,运动员需要就诊。外翻应力试验要张开肘关节内侧,可用于评估 UCL 的完整性。X 线片、超声和 MRI 也可用于进一步诊断损伤。

一名足球运动员如果只是 UCL 1 级或轻 2 级损伤,可以继续进行高水平运动。重要的是要确保运动员不会有进一步损伤的危险。保护支具可以用来限制肘关节外翻。包扎也可能是有益的。

UCL 3 级损伤需要手术干预，以修复并恢复肘部正常的结构和功能。这一手术是以汤姆·约翰命名的，这名棒球手第一次经历了这一过程，随后这种手术在各级别的棒球运动员中普遍应用。由于 UCL 往往已经彻底撕裂，外科医师会使用自体或异体移植物重建韧带的拉伸强度，以恢复肘部的完整性。两者之间的区别在于移植物的来源：自体组织移植是患者自己的，异体组织来自尸体。医师会根据可用性和个人偏好选择。

## UCL 损伤的治疗

像其他我们已经讨论论过的损伤一样，UCL 损伤可以使用 RICE 技术及非甾体类抗炎药治疗。疼痛和肿胀消退后，运动员应开始一些简单的肘关节活动。正如在股四头肌损伤后我们需关注髋关节及膝关节，肘部损伤后我们也必须关注肩关节和腕关节，因为大多数肌肉群跨越多个关节。

UCL 损伤后，早期康复包括轻度的手和腕关节活动。最痛苦的动作是直接的肘关节屈/伸和旋前/旋后。运动损伤后，通过关节活动我们可以激活骨骼肌肉泵，开始愈合过程（见图 7.10）。这可以促进骨骼肌的淋巴回流，有助于驱散四肢炎症。由于淋巴系统负责管理和吸收炎症，任何加强其功能的措施都是有益的，只要保证在无痛范围内活动。

当肘、肩、手腕和手的动作都恢复到正常范围以后，运动员可以进行良好的力量训练计划。先开始进行手腕的屈伸及旋转练习，然后是哑铃抵抗运动。如果运动员可以进行运动并无痛苦，则他（她）可以继续进行肘屈伸，然

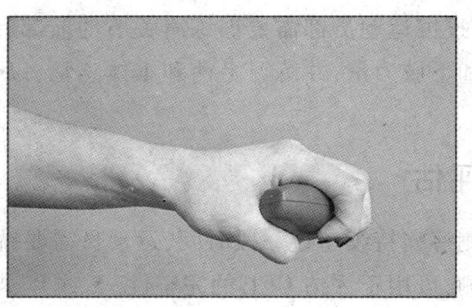

**图 7.10** 挤压器：用所有的手指单独、同时挤压一柔软的物体，如挤压器、毛巾或应力球，以增强前臂、手腕和手的力量。

后是肩部抗阻的练习。当进行肩部力量加强训练时,应注意避免增加肘部的应力。在手上增加一个重量可以立即对肘关节内侧产生应力。

也要注意肩关节的内、外旋动作。这两种运动同时结合哑铃训练会增加肘关节内侧应力。在做这些动作之前,应确保有足够的愈合时间,并确保肩、肘、腕等复合物都很强大足以承受附加应力。

UCL 修复术后应将肘关节固定在 90°,中立位,拇指朝上,这样 6~8 周后将允许移植物移植。在此期间,患者要遵循医师的建议逐渐进行肘关节伸展训练。这可以最大限度地减少移植物的应力。此后,自然进展为活动度、强度、神经肌肉控制、平衡和本体感觉练习(见图 7.11)。手术后的恢复期通常为 6~9 个月,但如果患者为主要的投掷运动员,恢复期可为 1 年。

# UCL 损伤的预防

为了防止 UCL 损伤,关键是要了解身体和运动员的投掷方式。在技术上,运动员每一次投掷均会产生足以使 UCL 断裂的力量,但韧带由于肌肉和骨骼产生运动而得到保护。这是动力学链,它的先后顺序至关重要。想要正确地投掷,运动员必须在正确的时间,以正确的姿势和正确的先后顺序完成动作。当运动员的前脚着地时,无论他是一名投手还是一名守门员,能量开始穿过他的身体。运动员臀部必须充分向前旋转,然后是上躯干和肩部,像多米诺骨牌倒下一样,前臂加速直到释放点。如果顺序不对,随着时间的

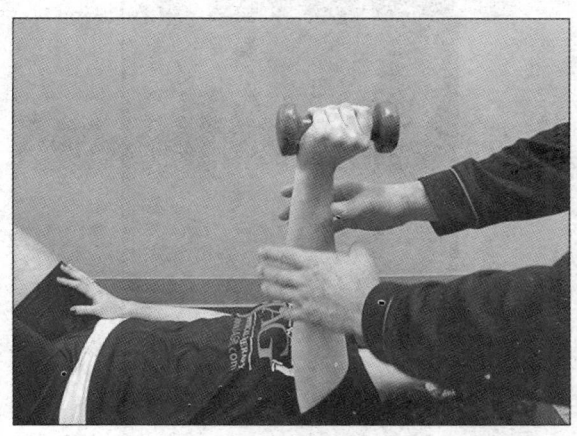

**图 7.11**　动态肩部固定:躺在地上,将手臂举起,当有人试图将你的手臂击打移位时,你要试图保持稳定。这会刺激肩胛带肌肉的本体感觉和神经控制。

推移,重复用力会导致最薄弱环节肘关节的损伤。如果想要降低运动员,如守门员的损伤概率,所有肌肉群必须在一个正常的动力学链上运动。

如果是守门员或其他投掷运动员，肩部后侧面是一个有助于减少UCL损伤发生率的主要部位。肩部后侧面是投掷运动时前臂的主减速器。一个很好的看似反常的力量训练,若其能处理肌肉运动后的负性能量,那么也是值得推荐的(见图7.12),可以与增加活动度的动作一起训练,特别是肩关节内旋。

当在不同的肩关节疼痛和功能障碍的运动员中寻找共同点时,显然内旋障碍有更高的发病率,包括肩部和肘部损伤。这种情况被称为肩关节内旋不足。图7.13中的练习可以帮助改善肩关节的活动并增加盂肱关节内旋。

## 上肢骨折

当一名运动员手臂伸展摔倒时,不同的落地可导致不同的损伤,如肘关节脱位、尺骨或桡骨头骨折,或掌骨骨折。再者,如果骨折错位,很容易被发

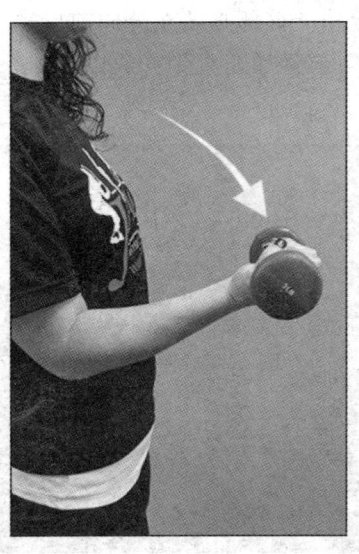

**图 7.12**　偏心的肱二头肌力量训练：手持重物,首先将肘关节充分屈曲靠近肩部。然后慢慢降低肩部,同时伸展肘关节。

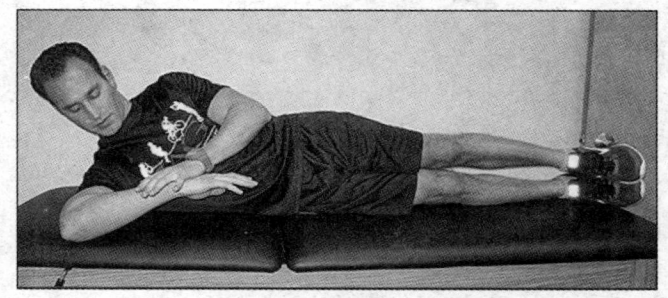

图 7.13　卧位拉伸:肩关节屈曲 90°,用相反的手向下施加压力,这可有效地分离和伸展肩关节后方关节囊。

现,但如果是细微骨折,唯一的表现可能是手腕部疼痛。

　　此外,如果怀疑有任何类型的骨折,创伤急诊非常重要。这听起来可能很容易确诊,但有一些类型的骨折诊断起来却并不容易。父母或教练应让运动员退出比赛,对疑似骨折部位给予固定并采用 RICE 技术!应毫不犹豫地开始紧急医疗程序。从长远来看,应确保运动员得到医师适当的照顾,这可以由运动教练进行指导。

## 我的子女可以在骨折时继续比赛吗? 或者带一个支具呢

　　简单的回答是肯定的,但答案是有条件的,与多种因素有关。矫形外科医师必须确定骨折在运动时是否可以保持稳定。这取决于骨折的严重程度和位置,不论是否已经手术,已有多久的恢复时间,以及运动员在比赛中扮演的角色,此外还有诸多注意事项。最终,医师会决定运动员返回赛场是否利大于弊。记住:这只是一个游戏。充足的休息和恢复是运动员对未来健康的良好投资。

（匡志平 译　陶旭 校）

# 第 **8** 章

# 脑震荡

目前最常见的头部损伤为脑震荡，它不仅发生在足球运动员，还普遍发生于其他项目的运动员。父母、教练和运动员都要认识到脑震荡是不同于其他任何类型的损伤。脑震荡是一种创伤性脑损伤，它通过影响我们的思维、感觉和行动对我们造成永久性的影响，并且可能是潜在的对日常生活有害的影响。不同于上肢和下肢，我们只有一个大脑，如果脑部出现任何功能损伤，我们可能会表现出不同程度的认知功能障碍，这种功能丢失可能是暂时性的，也可能是永久性的。

随着职业运动中脑震荡的发病率呈明显上升趋势，有关脑震荡继发性影响的研究越来越多，无论是在医疗团体还是在普通民众，对其的讨论也在逐渐增多。全美职业运动联盟花费数百万美元来研究脑震荡的真正原因及其继发性影响和治疗，以及脑震荡后综合征的治疗。我们已经认识到，脑震荡不仅影响人的身体感觉，同时还影响人的语言、想象、平衡以及长时、短时记忆，并且对个人的神经、心理、认知都是不利的。

全美每年记录在案的脑震荡人数为 180 万左右，可以毫不夸张地说，几乎每位运动员、父母或教练既能第一时间判断脑震荡，又能识别哪些人存在脑震荡。就算他们不具备这种辨别能力，但至少他们不太可能从未听说过脑震荡。在最近有关媒体的宣传中也在警示民众这种创伤的危险性，并大力宣传处理该损伤的正确流程。

## 损伤机制

不论是直接还是间接传递给脑组织的冲击力，只要是作用于头部均可导致脑震荡。

## 直接创伤

直接创伤通常是由于明显的作用于头部的击打，并且这种击打力量足以引起脑组织对抗颅骨内壁产生前后的滑动（见图 8.1）。虽然颅骨是脑组织对抗外界最主要的防线，但脑震荡实质上是脑组织在颅骨内壁反弹的结果。直接创伤同样能导致颅骨脊髓平面的旋转或扭转暴力，这种旋转暴力常常引起更加严重的脑震荡症状。

## 间接创伤

由于世界范围内对脑震荡研究认识的提升，我们发现脑震荡并不仅仅

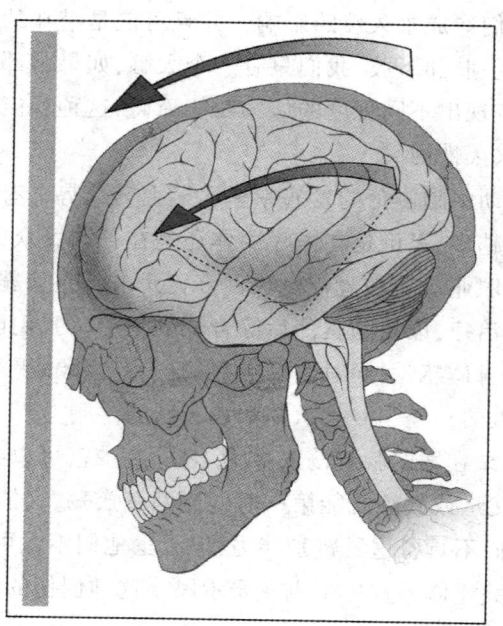

图 8.1 解剖：颅骨人脑图。*Source:* Image reprinted courtesy of Patrick J. Lynch, medical illustrator.

是由直接作用于头部的暴力引起。脑震荡也可由脑组织在颅骨内快速移动所致。任何产生加速度或减速度的行为均可导致突发的脑组织位置变化。想象一名足球运动员发生了向后摔倒,背部着地。来自硬草皮的力量经过脊柱直接传递到头颅,产生足以引起脑震荡的暴力。脑震荡的暴力还可以来自类似于挥鞭样的力,称之为头部的挥鞭伤。如果发生上述类型动作,脑组织会即刻产生生物化学变化,神经递质(在神经与神经之间传递信号的分子)的正常活性会被破坏,导致脑部血供减少,神经元摄取葡萄糖补充能量的能力受损。上述这些问题会导致整个大脑功能障碍。

## 脑震荡的预防

作为运动教练,我们深知治疗损伤的最好方法就是防止多名运动员同时损伤。遗憾的是,多人参加的运动必然存在既定的风险。虽然有这些风险,但我们一直竭力在现有研究的基础上不断探索最佳的训练方法。

作为一名运动教练/理疗师,我治疗足球运动员损伤已有 25 年,见到过用不同的头盔、衬垫和头部护具来预防脑震荡的发生。正如前文所述,脑震荡是外伤导致脑在颅内撞击颅骨所致。考虑到这一点,我们可以用头盔防护,但在我看来,没有真正的头盔或附加衬垫能真正预防脑震荡的发生。

## 脑震荡的症状和体征

所有的足球运动员、教练和父母都应该对脑震荡的体征和症状有常规的了解。

假设两名足球运动员的头部碰撞在一起,那么现场的医疗人员要首先进行验伤并做出判断谁存在脑震荡的风险、谁应该立即予以护理。在排除了危及生命的伤情后,医疗人员需要罗列出检查清单,指出哪些是紧迫的并时刻提高警惕,因为脑组织可能存在不同程度的创伤。

为了确定创伤的严重程度,医疗专家需要客观数据(我们所见和观察的内容)和主观数据(运动员描述的内容)。考虑到每位运动员都是独立的个体,脑震荡较其他运动损伤更容易发生,所以不同运动员之间的症状和体征可能有很大差异。

另外一个需要警惕的关键是,运动员表现的症状可以是即刻出现的,也可以延迟数日或数周之后才出现。当运动员受到潜在的脑部创伤,不仅需要立即予以观察评估,在接下来的时间里同样需要观察评估。

请谨记,发生脑震荡可能不存在意识丧失,这一点与大多数人的认识是相反的。脑震荡对每一位伤者都是具体化的,部分人由于有更低的受伤阈值,较其他人更容易受伤。

脑震荡的常见症状如下,但不仅仅局限于此:

头痛。

恶心。

呕吐。

头晕。

神志恍惚。

意识错乱。

平衡障碍。

注意力不集中。

其他症状和体征随时间的推移表现很多,包括:对光敏感,不能专心看电视、完成家庭作业或与人对话,有情绪上的改变,焦虑、抑郁、睡眠紊乱(睡眠增多或减少)和入睡困难。

作为一名执业医师,这些类型的损伤极少能被彻底认清。症状和体征总是存在差异,它们并不总是按照既定的方式出现,并且在治愈时间上没有限定。我们必须反复观察、评估以实时记录症状的进展。正如之前所叙述的那样,我们真正所依靠的是客观和主观的数据。当然,也有其他工具来对脑震荡进行分类,如通过计算机软件来记录反应时间,进行延时记忆测试,但并不是所有运动员都要接受这种诊断测试。

## 治疗

如果怀疑运动员有头部损伤,那么接下来需使运动员转移出竞技场,暂停比赛直到医疗专家完成有关脑震荡的正确评估。我再次强调,哪怕是可疑的头部创伤,继续踢球比赛的损伤风险都极高。

我在各种水平的赛事中从事护理工作多年,对这么多年来治疗方法的进展有着独特的见解,并能够评估各种治疗方案的实用性。

如下所述,最佳解决途径就是治疗策略必须由专业医疗团体制订。通过多年的发展,无论是大学还是高中,现有的医疗团体已经由专业的联盟孕育而生。

如果脑震荡症状在 2~3 周内仍未得到有效缓解,则最好前往神经心理学家处就诊,以便做出正确评估。因为即便当前不去就诊,最终仍需要就诊治疗。记录好受伤这段时间症状的变化非常重要,包括受伤前、受伤后的各种测试。

临床上有许多实用的神经认知测试,这些具体量化的数据对损伤的诊断和分型非常有帮助。例如,SCAT3 运动脑震荡评估工具可以很轻松地从网上下载并使用,其包括了认知、平衡、协调基线等提问。最好的操作模式是运动员应在参加运动之前完成一次该测试,作为参考标准,在伤后症状得到缓解后再完成一次,这样两次测试的结果可以进行对比来评估认知功能。

当脑震荡痊愈后,医师、足球运动员、父母和教练都应该达成共识并制订出明确的目标,这一点很重要。

在所有症状都缓解后,医师将结束对运动员有关脑震荡的评估和管理。在助理教练或理疗师的指导下,运动员可以开始进行恢复性训练计划。这种身体上的恢复性训练计划一般包含 6 个阶段,每个阶段都必须圆满、成功地完成以便进行下一步。圆满完成是指在完成的过程中运动员没有任何症状。

## 脑震荡后身体恢复性训练计划

**阶段 1**:不运动,进行身体和大脑的休息。至少 1 周内不能进行运动性活动,尽可能远离学校。在完全无症状 1 周后,方可进入到阶段 2。

目标:让身体和大脑休息,因为体力和大脑压力可能加重症状。

**阶段 2**:进行轻度有氧运动,保证心率不超过最快心率的 70%,如借助弧形健身器、健身脚踏车或圆形健身器运动。必须保证轻度的运动冲击,避免颅骨受到震动。有氧运动应持续 20~40 分钟,但仍取决于运动员的先决条件和运动水平。

目标:进行轻度的有氧刺激。通常,当运动员从脑震荡中恢复过来后,随着血压的增高其症状可能再次出现。助理教练或理疗师需要密切观察这一过程,并对训练进程进行评估。注释:最快心率为 220 减去年龄,乘以 0.7 将会得到所谓70%的目标值。比如,一名15岁运动员的70%最快心率为140次/分。

**阶段3**:进行低刺激的活动。首先通过骑自行车或圆形健身器热身,同时做一些身体训练,如弓步、下蹲等,然后再开始轻松慢跑,包括轻松的折返移动、切入移动和梯步移动。

目标:保持和阶段2同样的运动强度,但增加训练时间至20~60分钟,模拟运动员的运动要求。

**阶段4**:进行非身体接触式的专业运动训练,包括冲刺跑、赛跑和切入移动等项目。通过弹力带和力量带循序渐进地进行抗阻力训练。

目标:在无症状的情况下继续增加活动强度。运动员应再次完成由医师进行的脑震荡管理评估,这样才算圆满完成训练任务。

**阶段5**:回到实际训练中去。加入球队中去,第一天只需要完成50%的训练量,避免身体接触和冲撞。只要症状不复发,运动员可以逐渐完成全部训练。需要继续坚持有氧训练和力量训练,在回归任何比赛之前,运动员必须达到其受伤之前的水平。

目标:在尽量避免再次受伤的风险和症状复发的前提下,促进运动员基本完全参与训练。

**阶段6**:完全无症状,运动员可基本恢复正常。医师给出脑震荡治疗后完全康复的证明。运动员能够参加完全有身体接触的足球训练。

目标:适应球队训练。在运动员完全回归竞技场之前,这个阶段(多数时候认为此时是建立信心的时期)是必需、同时也是必须完成的。

自脑震荡后到回归赛场是一个微妙的过程。脑震荡后可能伴或不伴损伤症状,随着时间的推移,可能目前不存在的症状会逐渐突显。正是由于存在这一开放式的细节描述,存在一个开放式的回归赛场计划。对于执业医师来说,针对脑震荡的解释,甚至说是创造性的研究还有很大空间。目前对脑震荡的处理已经有了明确的目标、需遵循的原则和常识,所以运动员能够安全、健康地重返赛场。

运动员、父母和教练常常会为冗长的回归方案感到沮丧,且有时会认为医疗专家似乎太过于谨慎了。这一点也许的确存在,但脑震荡所包含的风险太大,不能轻易忽视。由于脑震荡存在潜在的毁灭性伤害,必须谨慎处理。此外,治疗方案本身也是符合逻辑的,是循序渐进地回归赛场。所有治疗都是有证据支持的,医疗专家的目标就是将运动员安全地送回赛场。当然,如果运动员还没有充分地完成某一个阶段的恢复,他(她)可能进入了瓶颈,反之亦然。如果运动员提前完成恢复标准,他(她)就能够更加快速地完成恢复计划。

## 认知能力的恢复

重返赛场除了需要身体健康、身体技能上的恢复,还需要认知能力的恢复。如果是针对学生运动员,老师和辅导员对学生的交流考核非常重要。运动员需要警惕任何认知压力源都可能导致恢复延迟和(或)症状加重。这些压力源包括阅读、看电视、电子游戏和短信。所有上述行为均对大脑的功能提出了要求(至少具备某种程度的功能)。永远不要忘记,脑震荡虽然轻微,但毕竟是脑组织的损伤。

认知能力是在一整天的学习或工作中逐渐恢复的,直至逐步回归社会。就像我们身体的恢复性训练计划一样,每一个步骤都需要圆满完成。如果足球运动员在其中的任何一个步骤表现出脑震荡的临床症状或出现新的症状,那么他(她)应该从当前的认知活动水平中退出。在时隔 24 小时的休息后,运动员可以试着继续完成该步骤。

根据最新的脑震荡研究,绝大部分州已经通过了脑震荡安全立法,其详细地阐述了脑震荡的正确治疗方案。而尚未立法的州市,目前也正在筹划之中。

## 认知功能恢复的具体阶段

| 阶段 | 具体行为 | 目标 |
|---|---|---|
| 无活动 | 完全认知休息,不上学,不涉及家庭作业、阅读、发短信、电子游戏或电脑 | 恢复和缓解症状 |
| 逐渐再次引入认知行为 | 引入短时间的认知行为,5~15分钟 | 逐渐增加但不超过临床症状的阈值 |
| 在上学前,先在家完成家庭作业 | 增加家庭作业时间(一次20~30分钟) | 通过反复完成一段认知行为来增加认知活动的耐力 |

(待续)

(续)

| 阶段 | 具体行为 | 目标 |
| --- | --- | --- |
| 再次回到学校 | 能够完成每天累积 1~2 小时的家庭作业，参加部分在校学习 | 再次住校 |
| 逐渐重新调整学习 | 增加至全天在校学习 | 随着认知行为耐力的增加，减少住校时间 |
| 认知能力完全恢复 | 引入测试，能够胜任基本的工作 | 完全回归学校；可能的情况下可着手身体恢复性训练方案 |

*Source*: The Buffalo Concussion Clinic.

## 复发性脑震荡

值得注意的是，复发性脑震荡会降低运动员的"脑震荡阈值"。换言之，比引起第一次脑震荡更低的冲击力就可能导致脑震荡。随着反复受伤，复发性脑震荡能引起更严重、更持久的症状。这也是为什么了解运动员在一个赛季或职业生涯中发生脑震荡的次数如此重要了。按照一般惯例，如果一名运动员在一个赛季发生 3 次脑震荡，那么他应该立即休赛，并前往神经外科专家处就诊。

## 什么是慢性创伤性脑病

最近的头条专题报道均来自全美橄榄球职业联盟退役的球员，这些球员虽然有着成功的职业生涯，但也伴随着不良问题。目前大多数医疗专家都认为，由于该项运动会产生长期、反复的撞击和创伤，在脑组织周围会不断聚集形成一种称为微管相关蛋白的物质。该物质将导致慢性创伤性脑病 (CTE)。这种蛋白质会对脑组织产生化学作用并对其功能产生消极影响。直到目前，最准确的诊断只能由尸检证实。幸运的是，基于目前 MRI 的不断发展，也能够在活体上发现这种蛋白质的存在。

慢性创伤性脑病肯定不只限于退役的全美橄榄球职业球员。很早以前，在拳击运动中就见到过此种疾病，并且患者常常描述为被打得"头昏眼花"。该病的症状包括长期慢性头痛、抑郁症、注意力不集中、记忆障碍、性格和情绪的改变、帕金森症，甚至出现早期的阿尔茨海默病症状。慢性创伤性脑病也可见于某些退伍军人,这些军人通常在战争中受到过冲击性暴力。所以按照目前的理解,反复多年的亚脑震荡的冲击力将导致慢性创伤性脑病的发生。换言之,亚脑震荡冲击力指该冲击力可引起脑组织的刺激,但尚不足以引起确切的脑震荡。

任何运动员在受到长期、反复的头部创伤后,都可能患上慢性创伤性脑病。因此,对于运动员、教练和父母们来说,认识到脑震荡的严重性并认真、谨慎地治疗很重要。所以,即使存在轻微的脑震荡症状都应当记录下来,并寻求医疗专家进行正确评估。

（王加俊 译  卢卫忠 校）

# 第 9 章

# 力量与运动

当运动员决定其健身目标时,必须考虑到所选运动的属性。足球运动员无须像举重运动员和游泳运动员一样的训练。那什么才是足球运动员关键的能力和特性呢?速度、急速、敏捷性、灵活性、力量、耐力和平衡。足球运动员必须有良好的力量和训练计划,以提高上述能力,该计划应针对运动员的薄弱部分并努力提高这些能力。

良好的力量和训练可使足球运动员变得更优秀,也可以使他(她)更强壮、更健康并免受损伤。如果在日常训练中,对力量和训练投入时间,则可以避免许多损伤,尤其是在漫长的赛季过程中,身体需求处于高峰期时。我们专业健身的目标是,通过合理的力量和训练程序,提高运动员对赛场的适应性。

当然,好的足球运动员要有突出的运动技能,如触球和击球能力。没有多少时间可以让运动员在体育馆训练运动场上的技能,要成为优秀的足球运动员,需要走出去、踢球!

虽然训练是运动员的一个目标,但经常参加比赛也同样重要。竞赛可以使我们变成更好的自己,在这一过程中可以磨炼我们的技能。

本章的目的是为运动员的良好力量和训练程序提供一个框架,使运动员可以设计和实施个性化的方案。在一个合乎逻辑的过程中组织这一程序很重要,这将为足球运动的成功奠定基础。这样一个广义的方法的原因是,没有一个单一的程序可以帮助实现运动员的速度、力量和能力,并保证在足球运动中取得成功。然而，重要的是了解力量和训练的方法，并理解与力量和训练程序相关的计划和目标。

## 能量系统

运动员的能量来自何处？有三套能量系统或生物能量在细胞水平重叠并共同工作，在运动时可为我们的身体产生能量和有效的动力（见图 9.1）。系统中的两部分，即磷肌酸和糖酵解系统是厌氧系统，可以在没有氧气的情况下运行。第三套系统是需氧系统，在有氧情况下运行。所有这些系统在不同时间和框架下运行，提供从几秒到几小时不等的不同程度的能量。

## 厌氧系统

厌氧系统通过我们骨骼肌中存在的可利用的能量分子来提供能量，称为三磷酸腺苷（ATP）。ATP 在运动中使用，需要时间补充，并只能在有氧情况下补充。其在短时间内供应有限。因此，当我们身体处在无氧运动状态时，有限的能量分子供应会导致能量快速耗尽。

## 磷肌酸系统

在短时间内，剧烈运动需要肌肉产生剧烈的力量，这需要大量的 ATP，磷肌酸系统可以快速合成 ATP。由于此系统在无氧条件下运行，这对需要氧

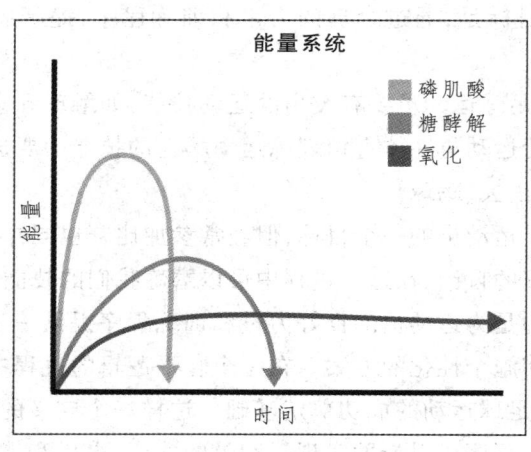

图 9.1 能量系统表。

气的机体没有丝毫益处,同时由于身体内 ATP 分子供应有限,所以这一系统无法持续很长时间。磷肌酸系统提供的运动能量在耗尽前只能维持大约10 秒。这种运动类型是高强度的,需要最大负荷,典型运动包括单次需要最大力量的举重和短跑。

## 糖酵解系统

这一系统介于磷肌酸系统和需氧系统之间起作用,其是合成 ATP 第二快的系统。在这一阶段,血糖降低,产生可利用的 ATP。这一系统在耗尽前能提供 30 秒~2 分钟的能量,典型运动包括时间恢复中允许的 100 米短跑。

## 需氧系统

需氧系统为三套能量系统中最复杂的,需要在有氧条件下运行,"需氧"意味着"需要氧气"。这个系统可以产生大量 ATP,也是合成 ATP 最慢的。这意味着需氧系统不能适应需要快速合成 ATP 的运动,但在一个稳定的频率,其能量是无穷无尽的。它是身体的原始能量系统,可以不断地提供能量并负责补充另外两个供能系统。需氧系统的特点为持续时间长,强度低。例如,包括长时间跑步、骑车或游泳。

记住,这些能量系统不是独立于其他能量系统而独立存在的,在运动中,它们一起工作并同时运行。然而,根据运动员的特定要求,在练习、比赛或训练部分课程中,一个能量系统提供的能量可能会比其他多。因此,重要的是强调每一个系统应在每周甚至每天的训练中使用,以适应不同类型的运动。请注意,由于需氧系统总是存在,在无氧训练环境下增加需氧量是可能的。例如,跑 5 英里和多次 100 米跑将增加需氧量。

## 足球运动员的身体要求

足球运动员每场比赛通常要跑 90 分钟,通常依赖提供长久耐力的有氧系统比其他系统多些。当然,在整个比赛中,也有来源于无氧系统的短的间歇性冲刺。

在所有系统中,为了让运动员状态更佳,必须改善机体状态。训练计划必须多样,以满足足球运动员不同阶段和预期的要求。通过不同训练,运动员可以应对任何未知的挑战。

　　足球运动员必须适应足球运动,这种适应要求包含身体总体健康。优秀运动员不仅要求能够在最高水平上比赛,而且也要求能够在一个赛季中一直进行比赛。受伤导致无法参赛不可避免,但运动员可以通过最大化地保护好身体来尽量减少不能参赛的时间。

## 目标训练

　　运动员应通过训练将自己的目标定位于最大心率的 60% 和 85% 之间。不同研究表明,运动员每天 30~45 分钟的一系列训练才是有氧运动的开端,这可以提高他们的耐力、肺功能和健康。如前所述,高强度、短时间的训练同样有益,强调通过各种途径为运动做准备。

　　一个简单的公式可用于计算运动员最大心率,即 220 减去运动员年龄,估计最大心率。例如,一名 15 岁的运动员,其最大心率为 205 次/分。从这个数据,我们就可以算出百分比,60% 就是 0.60×205,就是 123 次/分。

　　运动员可在运动时触及脉搏检测心率,其部位是在手腕内侧或颈部的颈动脉(见图 9.2)。计算 15 秒跳动次数,然后乘以 4。如果这很困难,就检测整分钟心率。

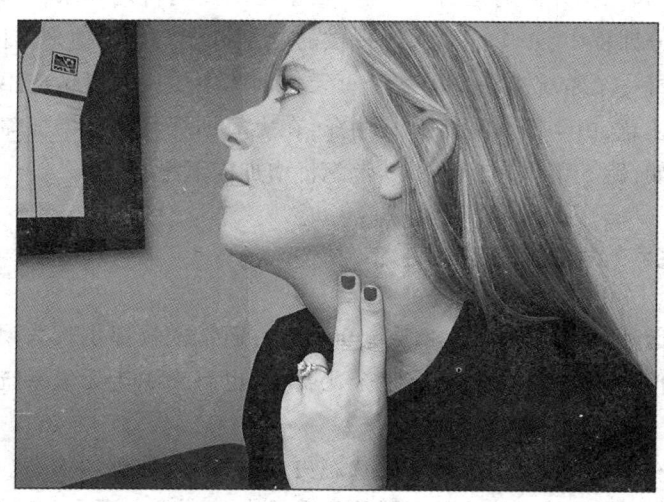

**图 9.2**　颈动脉搏动:用左或右示指和中指,在颈部的同一个侧面找到颈动脉,就在颌角下面。颈动脉搏动非常强,容易感觉到。不要用拇指,因为拇指也有脉搏。

除指导外,运动员应根据自身年龄选择合适的训练,以防损伤危险。

当运动员的训练和身体变得更健康时,他们最终会看到在他们休息时心率得到改善或降低。正如美国心脏协会所定义的,平均每个人的静息心率应该在 60~80 次/分之间。然而,运动员可降至 35~50 次/分。

# 无氧训练

高水平的运动训练通常可以降低运动员最大心率的 80%~90%,这属于无氧运动。这种类型的运动是在短时间内,从几秒钟到大约两分钟。在无氧的情况下,高强度的运动会导致乳酸在肌肉中的迅速形成,这种类型的训练可用于提高力量,有助于提高肌肉力量、速度和爆发力。

典型的训练包括短距离冲刺、爬山和暴发性跳跃,这些运动可以强化整个身体的力量,对于比赛进行到 70 分钟肌肉特别疲惫时尤其重要。

# 有氧训练

足球运动员在任何指定比赛中平均跑 6~7 英里。为了适应如此高强度的跑步,足球运动员的有氧运动需处于最高水平。有氧训练应在 60%~75% 最大心率下进行。如前文所述,有氧系统持续运行会在我们的肌肉中产生能量并补充能量损失。改善身体的能力,产生并再生损失的能量储存将提高身体能力,减少肌肉中的乳酸积聚,从而提高力量强度和身体素质。

我的建议是,运动员应在赛季时每周 2~3 次,赛季外每周 3~4 次去健身房或举重房运动。在赛季训练中,有必要保持整个赛季的高强度水平,不要使身体透支。赛季外训练应能使整个竞赛过程中渐进性提高个人力量和身体素质,这会有最大收益。

应确保在每一次力量和身体训练中定期休息;身体从休息中得到的益处应和训练时相同。

我的建议是,做三组 10 次全身的常规力量训练。随着足球运动员进入正式比赛,力量和身体状况应成为他(她)训练中的真正一部分。职业的力量教练应了解不同程度的休息、分期、金字塔系统,以及其他各种技术和程序。对于年轻运动员而言,大肌肉群应细分为四周、大腿、小腿、胸部、背部、肩膀和手臂。推荐一些练习:深蹲、提重、哑铃排举、俯卧撑和四肢肌肉训练。

记住,在运动时应一直有人陪伴,即使是在家中的地下室训练时。一定要使整个关节得到最大效益的全方位运动，运动范围是杠杆在固定点上移动时的距离。想象你的骨骼为杠杆,关节为固定点,并确保它们从完全屈曲到完全伸直。

# 机体内核训练

机体内核对任何运动员来说都非常重要。但机体内核到底指什么?它基本上是指躯干,即除去胳膊和腿的躯体。机体内核训练应包括腹部所有的肌肉,下背部和上髋部的肌肉。这些肌肉对脊柱的连续稳定性和旋转稳定性非常重要。若机体内核通过训练变得强大且稳定,则可以避免许多损伤。躯体力量训练不应局限于标准的屈曲或紧缩腹部练习, 还必须包括一个扩展部分。例子包括超人运动, 即趴在地上而将手臂和腿提离地面。这是一种很好的锻炼方式,有助于维持身体前面、后面和两侧的平衡(见图9.3至图9.5)。

## 灵活性

灵活性是每个力量和身体训练中简单和非常必要的组成部分。训练会导致肌肉疲劳,使其变得紧张,紧张的肌肉痉挛会引起疼痛。训练过多会导致过度运动损伤。跑步运动员最常见的疼痛是筋膜和外旋肌紧张,如梨状肌和臀大肌。训练产生的疼痛会使日常活动难以进行, 但如果有足够的灵活

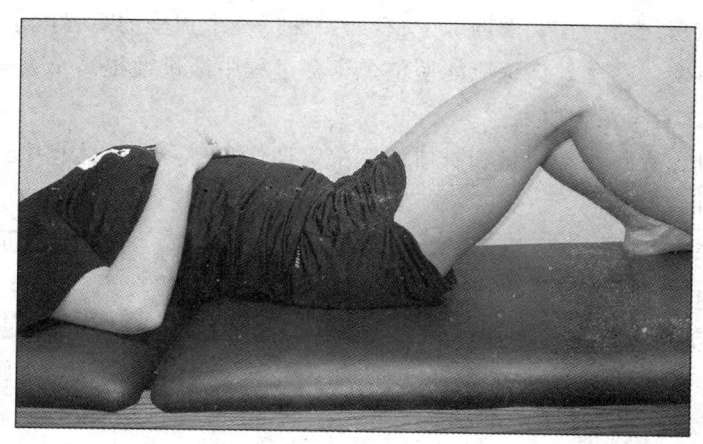

**图9.3** 骨盆倾斜:患者取仰卧位,双脚放平,双膝、腹部收缩,保持脊柱稳定。拱起背部旋转骨盆,然后向前旋转髋关节将身体旋转到对侧。足部、臀部和肩部始终接触地面。

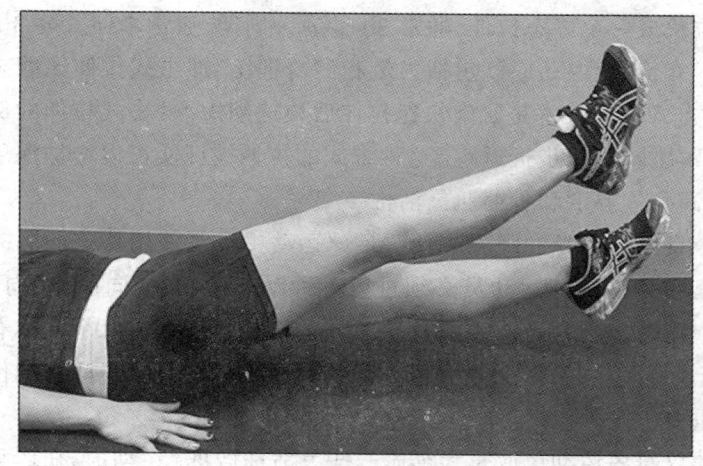

**图 9.4** 扑踢:患者同时保持躯体绷紧和直腿,抬高足距离地面约 15cm,反复抬高和降低小腿,足部不要接触地面,每套完成 30 秒。

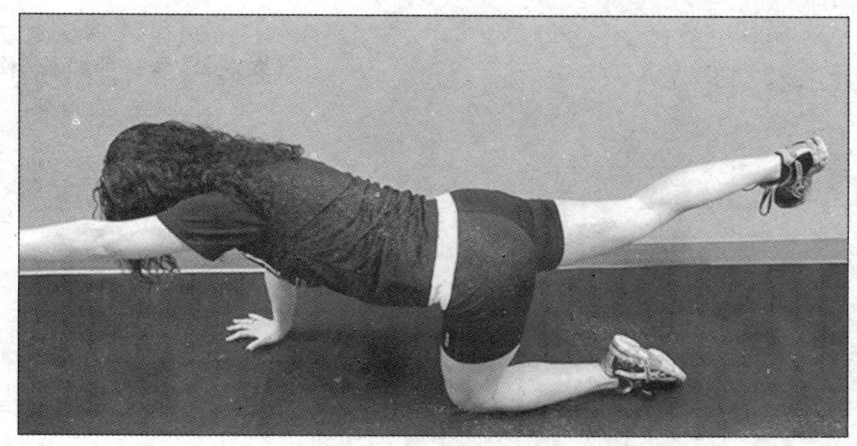

**图 9.5** 交替四足超人:患者像四足动物样趴在地上,维持躯干和髋关节紧张的同时伸展右上臂和左小腿,维持 3 秒,然后重复对侧位置,重复做 10 次。

性,日常活动会很容易。

灵活性也是大多数康复训练的一个关键部分,对运动损伤的预防至关重要。

运动员通过标准技术提高灵活性有两种基本方式。在静态拉伸过程中,肌肉被拉长成一个静态拉伸，通常 30 秒为一周期，通常牵伸重复 3 次。虽然这项技术有价值，但还应该包括力量和健身训练，冲击式拉伸比静态拉伸更有益。冲击式拉伸技术是肌肉快速拉伸后快速缩短。冲击式拉伸的例子有高膝盖、下蹲跳跃和侧步折返跑。这种方式的拉伸被证实可以增加深层肌肉的血流，提高身体温度和骨骼肌灵活性。

　　一个良好的热身和降温应针对足球运动中重复使用特定的肌肉进行动态与静态拉伸。足球运动员必须进行各种动态运动，如向前跑、向后跑、斜跑、跳跃、踢、传球和旋转。所有这些不同的机械运动会对每个肢体有不同的需求。当设计一个拉伸、力量和身体训练程序，以及损伤康复时，记住这些不同非常重要。

　　我建议每名运动员应每天都做一些灵活性锻炼。运动前，在运动员热身运动后可做 10~15 分钟的牵伸运动。运动后，所有参加运动的肌肉再做 20~30 秒的牵伸运动，包括股四头肌、腿筋膜、梨状肌、小腿、臀部、髋部、腹部、下背部、腹股沟、内收肌、髂胫束和肩部。

（袁成松 译　邓银栓 校）

# 第 **10** 章

# 水化与营养

运动员经常会忘记通过适当的营养和水化可以预防损伤的发生。的确，如果运动员能够通过饮食恰当地补充身体所需的能量，那么他们将会更健康。

针对运动需求，足球运动员应该知道哪种食物可被用来补充能量以及需要远离哪种食物。

我们已经知道，一名足球运动员在任何一场比赛中都要跑 6~7 英里。当然，年轻运动员的运动距离要少，但每场比赛仍然要跑大约 3 英里。不论运动水平如何，足球运动员在不断运动，他们的身体需要恰当地得到能量补充才能应对相应量的运动。

## 水化

要么水化要么死，这是事实。在足球运动中，不恰当水化的后果可能不一定那么严重，但仍然可能导致损伤、劳累和痉挛。足球运动员必须清楚水化的意义，什么时间进行水化，以及水化如何帮助预防损伤。

人体的 60% 和血液的 90% 都是由水组成的。我们的身体需要水，我们必须给予身体需要的水，尤其是在高强度训练和活动期间。从生理学角度来说，水几乎在我们身体的每一个功能中都起作用。它能维持重要器官的正常功能、润滑关节、维持血液黏度、预防肌肉疲惫和痉挛，它还能帮助皮肤散热，以使中心体温保持在一个最佳水平。

运动员在运动期间会丢失 2~3 升的水。为保持最佳的表现并维持身体健康，必须补充水分。父母或教练不能将水当作是奖品或目标，比如完成一定数量的短跑后，才让运动员喝水，也不能将不予喝水当作是表现不佳的惩罚。作为父母和教练，我们需要向运动员介绍有关水化的益处以及脱水的预警信号。正如年轻运动员需要学习足球操练和技能的重要性，让他们了解身体怎样工作和如何照顾自身很关键。在整个体育运动期间都应保证水的供应，并且断水的情况应写进所有练习日程里，尤其是在高危险性环境时。

## 如何水化

教练、父母和体育训练员应鼓励运动员在运动前进行预水化。此过程应在比赛前约 72 小时开始，但水化应该被认为是一个良好的维护实践，贯穿在日常生活中。食品药品监督管理局（FDA）建议，每天应喝 6~8 杯，每杯 8 盎司（1 盎司=29.27 毫升）的水，这才是一种正常、健康的生活方式。此建议是通用的，是让身体保持巅峰状态的良好习惯。

在运动期间，运动员应每 15 分钟喝 6 盎司水。运动饮料是可以的，但请记住，大部分运动饮料都含有大量的糖，而这些糖是水化过程不需要的。在非常炎热或潮湿的环境中，喝太多的运动饮料会导致恶心、胀气和腹泻。用作水化，水在一般情况下已经足够。

---

**记住：如果你觉得口渴，已经太晚了。**

**预水化**：在比赛前 72 小时开始。

**运动期间水化**：每 15 分钟喝 6 盎司水。

**再水化**：每丢失 1 磅（1 磅≈453.59 克）水分喝 32 盎司水。

---

### 什么是"高危险环境"

高危险环境是指通过抑制机体自我散热能力，而增加运动员热相关疾病机会的外部环境。在运动期间机体是如何自我散热的呢？出汗。出汗的主要功能就是通过名为蒸发散热的过程保持机体的中心体温下降。这听起来很复杂,但实际上是非常直观的。当我们的体温在运动期间升高,是从中心开始的,通过皮肤散热。当汗液蒸发,其提供散热机制将热量驱离我们的身体。当散热功能正常时,像大多数健康个体,它会保护我们免患热相关疾病。

当机体蒸发散热系统功能异常时,会导致中心体温上升至潜在的致命水平。一些导致机体蒸发散热系统功能障碍的危险因素能够控制,但有一些不能。我们需要照料好我们可控的因素,并恰当地处理好那些我们不可控的因素。作为教练、运动员和父母,我们需要意识到危险,并处理好增加热相关疾病的危险因素。

## 热相关疾病的内在危险因素

- **脱水**:这是潜在热病的第一预警信号。经验法则:如果你感觉口渴,已经太晚了。由于我们血液中的 90% 都是水,水容积下降将会导致血液变得黏稠,这会使心脏将血液送至肌肉和器官更加困难。

- **高体重指数**(BMI):超重或 BMI 较高的运动员,他们的散热更困难,因为过多的脂肪会将热量限制在体内。但其未考虑净肌肉质量,它是以一种获得合适的 BMI 范围的快速而简单的方式。

- **不适当的环境适应**:在任何地方,机体都需要 3~14 天去适应一个新的环境。当身体可能仍需要调整来适应气候变化时,对于教练来说,应该认识到运动员在练习的前几天可能表现不佳,并处于热病的高危环境下。

- **心脏疾病**:如果一名运动员在运动前已经知道有心脏问题,则他(她)必须分析体力活动所致的应激增加可能为心脏带来的风险。这一般是由内科医师在参赛前的考核中确定的,并且应由一名体育训练员、教练或父母监督。

- **高血压**:高血压迫使心脏泵血更费力且更快。在体育运动期间,心脏已经处于额外的压力下,热和不适当的水化可增加压力。

## 热相关疾病的外在危险因素

- **高热指数**:热指数将气温和相对湿度相结合来确定表观温度,更确切地说是指实际感觉起来有多热（见图 10.1）。

● **湿空气**：当空气湿度过大时，会阻止皮肤水分的蒸发，这抑制了身体蒸发散热的过程。

● **湿透的服装**：湿透的服装也会阻止皮肤水分的蒸发，这会抑制身体的蒸发散热过程。

## 热相关疾病的症状和体征

主要有三种类型的热病：热痉挛、热衰竭和热晕厥（也称为热休克），热晕厥是由热相关疾病引发的晕厥。这些热病都是由体力活动引起的，通常不安全的环境也会引发热病。每种病的严重性不同，它们通常都是一个接一个连续发生的。

如上文提到的，高危环境下的强体力活动会降低身体通过蒸发散热调节热的能力。即使恰当的水化，危险环境下身体持续的体力应激也具有潜在危害。当考虑热病时，其本质上是一种损伤机制，并能被多种危险因素所强化。下面所列的表是一些热相关疾病的常见症状和体征，以及发生后的处理

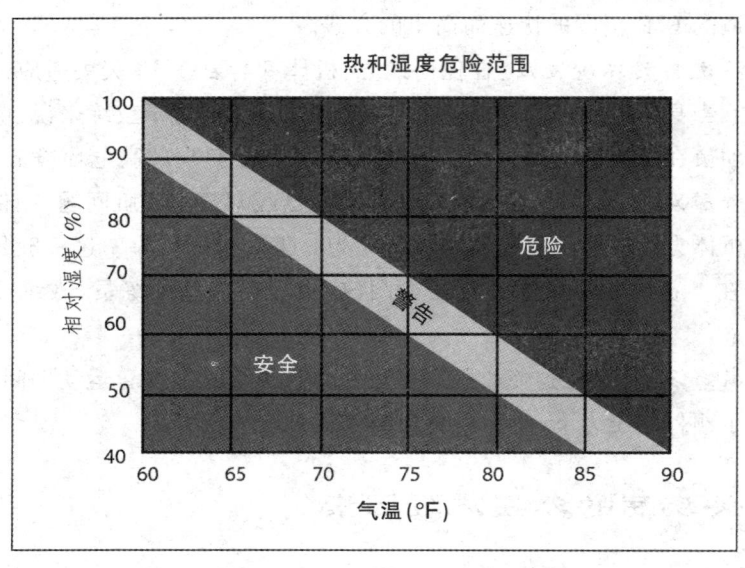

图 10.1 热指数图[℃=5/9（℉−32）]。

方法。

## 热痉挛

热痉挛是热应激在发展中的早期预警信号。它们最常发生于下肢。当发生热痉挛时,大部分竞技运动员会继续坚持参赛,有时可通过口服或静脉再水化(如能提供)缓解。然而,一定要停止运动、在阴凉处休息和再水化。运动饮料能帮助补充通过汗液丢失的电解质。如果痉挛在 1 小时内没有得到改善,需寻求医疗看护。热痉挛能快速发展为危及生命的问题。而且,以痉挛的肌肉继续参赛会增加肌肉拉伤或撕裂的风险。

## 热衰竭

在此阶段,足球运动员将大量出汗、皮肤发红,甚至可能出现恶心或呕吐症状。还可能有类似脑震荡、头痛、视力模糊、眩晕,甚至晕厥的症状。一定要认识到热衰竭会危及生命!应立即拨打 911。快速降温也很关键,如果可能,建议采用冰浴,至少应脱掉湿透的衣服,以使中心体温降至安全水平。

## 热晕厥或热休克

在此时,身体无法进行热调节或控制自己的温度。身体不再出汗,皮肤

| 疾病 | 症状和体征 | 处理方法 |
| --- | --- | --- |
| 热痉挛 | 不自主的肌肉收缩 | 停止运动 |
| | | 伸展肌肉,以立即缓解 |
| | | 再水化 |
| 热衰竭 | 皮肤发红 | 医学急救 |
| | 大量出汗 | 再水化 |
| | 恶心 | 中心处(臂下、腹股沟、胸和颈)放置冰袋 |
| | 呕吐 | |
| 热晕厥 | 完全不能进行热调节 | 医学急救 |
| | 皮肤苍白/湿冷 | 患者需使用冰浴快速降温并转运至创伤中心 |
| | 停止出汗 | |
| | 眩晕 | |
| | 恶心 | |
| | 意识不清 | |

红热,并且运动员常有精神状态的改变,有可能发生晕厥。体温在确诊热病 10 分钟内可能高达 104 华氏度(40℃),如果不处理,会导致大脑或重要脏器 的永久性损伤甚至死亡。热休克在美国每年会导致近 4000 人死亡,因此,一 旦确认症状,立即拨打 911 很重要,并且需要立即采取措施给身体降温。最 好通过冰浴或将冰袋或冷海绵放置在腋窝、膝盖和腹股沟处来实现对身体 的降温。不要通过口腔给予任何液体或固体。

## 营养

足球运动员应具备有关营养方面的常识,并了解为比赛补充适当的营 养意味着什么。那些不能将他们的饮食与当天运动表现联系起来的运动员 经常让我觉得好笑。

年轻运动员和青少年运动员必须培养良好的饮食习惯,并应贯穿他们 的一生。这是引入健康生活方式的最好时机,使他们了解摄入和输出之间的 关系。我们摄入身体的物质直接与我们排出身体的物质相关。一袋薯条并不 能让你在炎热的下午坚持 90 分钟的比赛。充足的营养不仅有益于足球运动 员或年轻运动员,健康的饮食习惯对每个年龄段的人都很重要,并有助于奠 定健康生活的基础。

## 常量营养素

有三类基础的常量营养素组成我们饮食的基础:碳水化合物、蛋白质和 脂肪。每一类常量营养素都很重要,它们也是健康、全面饮食的必需成分。每 一餐都应该包含各类常量营养素,不论一个人是想维持、减轻或增加体重。 根据运动员的营养目标,一天的餐食可以增加或减少。

一个基本准则是进食由 65%碳水化合物、20%蛋白质和 15%脂肪组成 的膳食。当然,这个可以做出估计,但唯一准确的途径是对我们的食物进行 称重。

足球运动员应该有一份清单,以帮助他们了解餐食和进入他们身体中 的营养比例。一份健康的饮食清单应包括:

- 一周 7 天都吃早餐。
- 每天根据计划表吃 3~4 餐平衡膳食。
- 进食有营养的早午甜点。

- 每天吃 2~3 片新鲜水果。
- 每天吃 4~5 份新鲜蔬菜(不是来自罐头)。
- 进食富含纤维的面包或杂粮。
- 每餐摄入瘦肉和低脂蛋白(鸡肉、金枪鱼、牛排)。
- 保持体重(根据目标)。
- 训练前 1 小时吃一份有营养的甜点。
- 训练结束后 30~45 分钟吃一份有营养的甜点。
- 比赛开始前 2~3 小时吃一餐营养均衡的膳食。
- 全天恰当的水化。
- 每天摄入多种维生素。

对运动员来说,要保证他们的高运动水平,给予适当、充足的营养非常重要。这可以帮助运动员身体更快地恢复,以使他们可以持续参加比赛,并在整个赛季保持健康。恰当的营养和水化能减少肌肉损伤的风险,这是全书想要表达的观点。

## 碳水化合物

碳水化合物是身体在运动期间消耗的第一能量来源。它们容易动员,且可从血液里直接获得。我们的骨骼肌在整个运动过程中需要这样容易获得的快速能量来源。正如我们所看到的,马拉松运动员会在赛前吃意大利面,摄入的碳水化合物是维持巅峰水平所必需的。

然而,如果不运动,不将碳水化合物当作能量燃烧掉,它们最终将以脂肪的形式储存。应了解到,这些指南是为每天训练 90 分钟的运动员制订的,与比赛时间一样长。非足球运动员的指南会有轻微不同,但只是在摄入量方面。

共有三种不同类型的碳水化合物能从我们的食物中获取:慢、中和快速吸收碳水化合物。每一种碳水化合物都有它们的作用,并且是均衡饮食所必须包含的。

### 快速吸收碳水化合物

快速吸收碳水化合物在消耗后几乎能立即被用于快速能量。例如,华夫饼、薄煎饼、土豆、硬面包圈、运动饮料、玉米薯片和一些水果,如西瓜、哈密瓜和菠萝。这些食物含糖量都很高,因此并非是碳水化合物的最好选择。吃这些食物的最好时间是在体育运动前,以及在训练后立即食用,以补充丢失的碳水化合物储备。但需要注意的是，由于身体燃烧这些碳水化合物很快，如果身体没有在一天定期、恰当地补充其他食物，会导致"死机"。

### 中速吸收碳水化合物

这些碳水化合物是居中选择，其吸收比那些快速吸收类的碳水化合物慢一点。例如，全麦面包、高纤维谷类、糙米、意大利面、燕麦、番薯、果汁、香蕉、葡萄和葡萄干。

### 慢速吸收碳水化合物

慢速吸收碳水化合物对长期通过饮食维持碳水化合物水平是很好的选择。它们的好处包括运动前长期增加能量储备，因此它们在需要时应容易获得。例如，苹果、樱桃、桃子、李子、梨、鹰嘴豆、牛奶、酸奶、茄子、西兰花和芽甘蓝。

## 蛋白质

蛋白质对于运动时出现体力透支后的肌肉纤维恢复很重要。蛋白质的选择是基于身体对它们的降解方式。首选的蛋白质来源包括瘦肉，如去除脂肪的牛肉或猪肉、鸡肉、金枪鱼和非油炸海产品。第二选择的来源为奶制品、坚果和果籽，包括牛奶、酸奶以及豆类食物和花生酱。

## 脂肪

脂肪是第二位的能量来源，常用在长时间训练或运动时。它是身体必需的组成成分，运动员的食物中必须含有脂肪。很多关于饮食和营养的书籍主张避免食用脂肪，但我们要认识到身体需要脂肪来保护器官并将运动员的饮食组成成分最大化利用。当然，脂肪也有好的脂肪和坏的脂肪。饱和脂肪是身体不需要的坏的脂肪，最常存在于油炸食物、快餐，以及动物脂肪，如奶酪、奶油和黄油中。多元不饱和脂肪应限制摄入，它们存在于植物油和加工过的人造奶油中。最好的脂肪是单不饱和脂肪，存在于橄榄、特级初榨橄榄油、牛油果、鱼、蛤蜊、牡蛎、扇贝、坚果和天然花生酱中。

## 热量摄取

对热量摄取需要了解的最基本内容是有关摄入和输出这样的简单概念。热量是衡量食物能量值的一种方式。一名运动员一天的热量摄取是由其当天消耗多少能量来确定的。高运动量的一天会有更多的消耗,相反,低运动量的一天则没有那么大的能量需求,消耗应该会更低。

如果一名运动员计划减重或增重,热量摄取可能需要进一步调整。基线热量摄取可通过体重的磅数乘以 15 进行计算。例如,一名 150 磅重的运动员每天必须消耗 2250 卡路里以保持他(她)的体重。通过此基线水平,在高和低运动量的日子进行调节,并根据体重增加或减少的目标值调整总的卡路里摄取。

## 足球运动员的营养补充和类固醇滥用

运动员通过恰当的营养来补充能量。但忙碌、活跃的生活方式常常使合理饮食变得困难。对运动员来说,单单从食物中获得合适的日常营养比较困难,因此他们会通过营养补充的方式来弥补他们饮食中的这一差距。针对这一问题,去咨询一名了解你身体状况的内科医师是比较明智的,他(她)能在进行营养补充前做出专业的推荐。记住,FDA 并不负责膳食补充剂领域,这意味着无法真正知道你摄入体内的到底是什么。如果是在全国大学体育协会(NCAA)组织的比赛,这点尤其重要,因为在厂商的"专利配方"中可能含有被禁物质,会导致药物检测失败。更重要的是,如果你并不知道你的体内摄入了什么,可能会将自己置于巨大的健康风险中。

如果没有人知道究竟是什么, 就不应该在运动员的饮食中添加任何不确定物质,尤其是做出决定不是在内科医师或营养学家指导下完成时。有太多时候决定是盲目做出的, 并没有获得确切的尿液分析去确定身体是否确实缺乏任何的营养物质。我认为,除非测试后证实,否则不应向体内补充任何人造营养补充制剂。研究显示,65%~75% 的添加维生素和矿物质并不能恰当地吸收,最终会进入厕所的马桶中,从根本上说,你是在将你的金钱冲进了马桶。

很多运动员想要通过某些蛋白质或肌肉素以增加他们的肌肉质量并帮

助肌肉恢复。基于这些理由，这类产品是可能被安全使用的，但对于运动员来说，了解更多并非总是有用的信息很重要，特别是补充剂滥用有时可能导致类固醇滥用。

## 营养补充和类固醇滥用的有害作用

将身体想象成一个有架子的储物间。如果在每一个有标签的架子上查找不同的营养物质，通过食物和多元维生素，身体将被相对应的每一个架子填充。当这些架子满时，身体无法吸收更多，并且需要更努力地运作将多余物质排出。过量补充会使消化系统、肝脏、胃和胰腺处于过度应激状态，并可能导致系统损害。

一个更直接的威胁来自起着"促进剂"作用的产品。这些产品声称能帮助身体变瘦或"减掉"更多。从常识来看，如果你摄入一些物质来加速代谢，你的心率也是会一起加速的，而你的心脏会最终变得疲惫并衰竭。为什么有人，尤其是运动员想要在训练前加速心跳呢？这对任何运动员来说都是重大的风险，并且绝不能作为任何人饮食的一部分。

不幸的是，一些足球运动员会跳过营养补充阶段，直接进入类固醇滥用阶段。了解类固醇药物很重要，它们是人造物质，与男性激素睾酮有关。从医学上来说，一些类固醇可被用于不同的病理情况，产生积极作用，但当被运动员滥用时，类固醇的使用弊大于利。

对于如何来描述类固醇，人们会使用"蛋白同化的"或"增加肌肉的"以及"雄激素的"等男性特征的宽泛词语。运动员总是在寻求优势，类固醇可以给予运动员优势。你将变得更大、更快和更强，但同时也存在有害的、无法避免的副作用。

## 类固醇对男性的副作用

- 睾丸萎缩。
- 不育。
- 秃顶。
- 乳房增大。
- 癌症风险增加。

## 类固醇对女性的副作用

- 月经周期改变。
- 声音变低沉。
- 出现男性特征,如胡子或男性式秃顶。
- 雌激素缺乏的长期影响。
- 不孕。
- 癌症风险增加。

类固醇对儿童和年轻运动员的其他有害作用包括加速青春期、发育过早和缩短生长板、肝脏肿瘤、液体潴留、低密度脂蛋白或坏的胆固醇增加、高密度脂蛋白或好的胆固醇减少、肾脏肿瘤、严重痤疮及震颤。如果注射类固醇,也会有 HIV 和 AIDS 风险。类固醇也具有心理学效应,如攻击性、情绪波动和不可战胜等特质。

我知道,足球运动员所面临的压力来自不同方面。家长、教练、同龄人和队友期待运动员参赛。运动员想获得奖学金或经济资助或进入职业球队,他(她)可能将营养补充和类固醇看作是成功的捷径。但类固醇是药物,它们是违法的,在任何水平使用都是作弊。如果一名运动员感觉他(她)需要额外的优势,可以咨询营养专家,他们可以帮助运动员实现自身的营养目标,并使他们的运动潜能最大化。但请记住,没有什么能够替代努力训练。

(袁成松 译　邓银栓 校)

# JAG 理疗 LESS 方案

　　我的 LESS(lower extremity strengthening system,下肢力量系统)方案旨在加强运动员的下肢力量,使其能够在运动或日常生活中提供更好的基础支撑。下肢是我们身体的基础,所以在运动中保持下肢有力非常重要。提高下肢力量有助于防止下列常见损伤,如前后交叉韧带和内外侧副韧带撕裂和损伤、半月板损伤、髋关节盂唇撕裂、髋屈肌腱损伤、腹股沟拉伤、踝关节扭伤、小腿肌肉紧张、胫骨疼痛和应力性骨折。

　　该方案一周 3 天,以便在间隙时能适当休息和恢复。该计划共 3 周,每周为下周奠定基础。当方案结束时,第 3 周的练习应该被纳入一个正规的训练计划中,持续至少 2~3 次/周(1 英尺约 0.3 米)。

## JAG理疗下肢力量系统

| | 第1周 第1天 | 第1周 第2天 | 第1周 第3天 |
|---|---|---|---|
| **热身** | • 向前慢跑（2分钟）<br>• 折返跑（中途切换）（2分钟）<br>• 向后慢跑（2分钟）<br>• 髋关节摆动（所有平面，30秒）<br>• 50%快步走（50英尺向前/向后）<br>• 连续跳跃→高跳→弹跳（50英尺/次）<br>• 大步后退（50英尺） | • 向前慢跑（2分钟）<br>• 折返跑（中途切换）（2分钟）<br>• 向后慢跑（2分钟）<br>• 髋关节摆动（所有平面，30秒）<br>• 50%快步走（50英尺向前/向后）<br>• 连续跳跃→高跳→弹跳（50英尺/次）<br>• 大步后退（50英尺） | • 向前慢跑（2分钟）<br>• 折返跑（中途切换）（2分钟）<br>• 向后慢跑（2分钟）<br>• 髋关节摆动（所有平面，30秒）<br>• 50%快步走（50英尺向前/向后）<br>• 连续跳跃→高跳→弹跳（50英尺/次）<br>• 大步后退（50英尺） |
| **牵伸** | • 仰卧位腘绳肌伸展（带皮带）（图6.10）<br>• 图4牵伸（梨状肌，图2.4）<br>• 外展和内收牵伸（带皮带）（图1和图2）<br>• 侧卧位股四头肌牵引（对侧膝关节屈曲）（图3）<br>• 小腿牵伸（膝伸直和屈曲）（图4） | • 仰卧位腘绳肌伸展（带皮带）<br>• 图4牵伸（梨状肌）<br>• 外展和内收牵伸（带皮带）<br>• 侧卧位股四头肌牵引（对侧膝关节屈曲）<br>• 小腿牵伸（膝伸直和屈曲） | • 仰卧位腘绳肌伸展（带皮带）<br>• 图4牵伸（梨状肌）<br>• 外展和内收牵伸（带皮带）<br>• 侧卧位股四头肌牵引（对侧膝关节屈曲）<br>• 小腿牵伸（膝伸直和屈曲） |
| **弹跳** | • 双腿垂直跳（10次，45秒恢复）<br>• 深蹲跳<br>• 双腿跳跃<br>• 双腿侧面跳<br>• 双腿向前跳<br>• 双腿向后跳<br>• 双腿90°跳 | • 双腿垂直跳（10次，45秒恢复）<br>• 深蹲跳<br>• 双腿跳跃<br>• 双腿侧面跳<br>• 双腿向前跳<br>• 双腿向后跳<br>• 双腿90°跳 | • 双腿垂直跳（10次，45秒恢复）<br>• 深蹲跳<br>• 双腿跳跃<br>• 双腿侧面跳（适当形式）<br>• 双腿向前跳<br>• 双腿向后跳<br>• 双腿90°跳 |

（待续）

（续）

| | 第 1 周<br>第 1 天 | 第 1 周<br>第 2 天 | 第 1 周<br>第 3 天 |
|---|---|---|---|
| 加强 | • 桥接（10 次，坚持 3 秒）（图 5）<br>• 单腿桥接（10 次，坚持 3 秒）（图 6）<br>• 罗马尼亚硬拉（屈膝）（10 次）<br>• 箭步蹲（10 次）<br>• 俯卧位超人（10 次）（图 7）<br>• 木板（30 秒） | • 桥接（10 次，坚持 3 秒）<br>• 单腿桥接（10 次，坚持 3 秒）<br>• 罗马尼亚硬拉（屈膝）（10 次）<br>• 箭步蹲（10 次）<br>• 俯卧位超人（10 次）<br>• 木板（30 秒） | • 桥接（10 次，坚持 3 秒）<br>• 单腿桥接（10 次，坚持 3 秒）<br>• 罗马尼亚硬拉（屈膝）（10 次）<br>• 箭步蹲（10 次）<br>• 俯卧位超人（10 次）<br>• 木板（30 秒） |

**JAG 理疗下肢力量系统**

| | 第2周 第1天 | 第2周 第2天 | 第2周 第3天 |
|---|---|---|---|
| 热身 | • 向前慢跑（2分钟）<br>• 折返跑（中途切换）（2分钟）<br>• 向后慢跑（2分钟）<br>• 髋关节摆动（所有平面，30秒）<br>• 50%快步走（50英尺向前/向后）<br>• 连续跳跃→高跳→弹跳（50英尺/次）<br>• 大步后退（50英尺） | • 向前慢跑（2分钟）<br>• 折返跑（中途切换）（2分钟）<br>• 向后慢跑（2分钟）<br>• 髋关节摆动（所有平面，30秒）<br>• 50%快步走（50英尺向前/向后）<br>• 连续跳跃→高跳→弹跳（50英尺/次）<br>• 大步后退（50英尺） | • 向前慢跑（2分钟）<br>• 折返跑（中途切换）（2分钟）<br>• 向后慢跑（2分钟）<br>• 髋关节摆动（所有平面，30秒）<br>• 50%快步走（50英尺向前/向后）<br>• 连续跳跃→高跳→弹跳（50英尺/次）<br>• 大步后退（50英尺） |
| 牵伸 | • 仰卧位腘绳肌伸展（带皮带）<br>• 图4牵伸（梨状肌，图2.4）<br>• 外展和内收牵伸（带皮带）<br>• 侧卧位股四头肌牵引（对侧膝关节屈曲）<br>• 小腿牵伸（膝伸直和屈曲） | • 仰卧位腘绳肌伸展（带皮带）<br>• 图4牵伸（梨状肌）<br>• 外展和内收牵伸（带皮带）<br>• 侧卧位股四头肌牵引（对侧膝关节屈曲）<br>• 小腿牵伸（膝伸直和屈曲） | • 仰卧位腘绳肌伸展（带皮带）<br>• 图4牵伸（梨状肌）<br>• 外展和内收牵伸（带皮带）<br>• 侧卧位股四头肌牵引（对侧膝关节屈曲）<br>• 小腿牵伸（膝伸直和屈曲） |
| 弹跳 | • 双腿跳远<br>• 双腿跳跃<br>• 双腿90°蹲跳<br>• 双腿侧面障碍跳<br>• 双腿180°跳 | • 双腿90°蹲跳<br>• 双腿侧面障碍跳<br>• 双腿跨栏跳（着地）<br>• 单腿跳（向前/向后）<br>• 双腿跳跃<br>• 双腿180°跳 | • 双腿90°蹲跳<br>• 双腿侧面障碍跳（着地）<br>• 单腿跨栏跳（着地）<br>• 单腿跳（向前/向后）<br>• 单腿侧栏跳<br>• 双腿180°跳 |

（待续）

（续）

| | 第 2 周<br>第 1 天 | 第 2 周<br>第 2 天 | 第 2 周<br>第 3 天 |
|---|---|---|---|
| 加强 | • 球上桥接（10 次，坚持 3 秒）（图 8）<br>• 单腿球上桥接（10 次，坚持 3 秒）（图 9）<br>• 罗马尼亚硬拉（屈膝）（10 次）<br>• 箭步蹲（10 次）<br>• 四足超人（交替胳膊/腿）（图 10） | • 球上桥接（10 次，坚持 3 秒）<br>• 单腿球上桥接（10 次，坚持 3 秒）<br>• 罗马尼亚硬拉（屈膝）（10 次）<br>• 箭步蹲（10 次）<br>• 四足超人（交替胳膊/腿） | • 球上桥接（10 次，坚持 3 秒）<br>• 单腿球上桥接（10 次，坚持 3 秒）<br>• 罗马尼亚硬拉（屈膝）（10 次）<br>• 箭步蹲（10 次）<br>• 四足超人（交替胳膊/腿） |

## JAG 理疗下肢力量系统

| | 第 3 周<br>第 1 天 | 第 3 周<br>第 2 天 | 第 3 周<br>第 3 天 |
|---|---|---|---|
| 热身 | • 向前慢跑（2 分钟）<br>• 折返跑（中途切换）（2 分钟）<br>• 向后慢跑（2 分钟）<br>• 髋关节摆动（所有平面，30 秒）<br>• 50%快步走（50 英尺向前/向后）<br>• 连续跳跃→高跳→弹跳（50 英尺/次）<br>• 大步后退（50 英尺） | • 向前慢跑（2 分钟）<br>• 折返跑（中途切换）（2 分钟）<br>• 向后慢跑（2 分钟）<br>• 髋关节摆动（所有平面，30 秒）<br>• 50%快步走（50 英尺向前/向后）<br>• 连续跳跃→高跳→弹跳（50 英尺/次）<br>• 大步后退（50 英尺） | • 向前慢跑（2 分钟）<br>• 折返跑（中途切换）（2 分钟）<br>• 向后慢跑（2 分钟）<br>• 髋关节摆动（所有平面，30 秒）<br>• 50%快步走（50 英尺向前/向后）<br>• 连续跳跃→高跳→弹跳（50 英尺/次）<br>• 大步后退（50 英尺） |
| 牵伸 | • 仰卧位腘绳肌伸展（带皮带）<br>• 图 4 牵伸（梨状肌，图 2.4）<br>• 外展和内收牵伸（带皮带）<br>• 侧卧位股四头肌牵引（对侧膝关节屈曲）<br>• 小腿牵伸（膝伸直和屈曲） | • 仰卧位腘绳肌伸展（带皮带）<br>• 图 4 牵伸（梨状肌）<br>• 外展和内收牵伸（带皮带）<br>• 侧卧位股四头肌牵引（对侧膝关节屈曲）<br>• 小腿牵伸（膝伸直和屈曲） | • 仰卧位腘绳肌伸展（带皮带）<br>• 图 4 牵伸（梨状肌）<br>• 外展和内收牵伸（带皮带）<br>• 侧卧位股四头肌牵引（对侧膝关节屈曲）<br>• 小腿牵伸（膝伸直和屈曲） |
| 弹跳 | • 双腿跨栏跳（弹跳）<br>• 单腿跨栏跳（弹跳）<br>• 单腿向前/向后跳（弹跳）<br>• 向前滑冰（图 11）<br>• 向后滑冰（图 12）<br>• 双腿 270°跳 | • 双腿跨栏跳（弹跳）<br>• 单腿跨栏跳（弹跳）<br>• 单腿向前/向后跳（弹跳）<br>• 向前滑冰（着地）<br>• 向后滑冰（着地）<br>• 双腿 270°跳 | • 双腿跨栏跳（弹跳）<br>• 单腿跨栏跳（弹跳）<br>• 单腿向前/向后跳（弹跳）<br>• 向前滑冰（着地）<br>• 向后滑冰（着地）<br>• 双腿 270°跳 |

（待续）

（续）

| | 第 3 周<br>第 1 天 | 第 3 周<br>第 2 天 | 第 3 周<br>第 3 天 |
|---|---|---|---|
| 加强 | • 球桥上滚动（10 次，坚持 3 秒）<br>• 单腿桥（10 次，坚持 3 秒）<br>• 单腿罗马尼亚硬拉（屈膝）（10 次）<br>• 箭步蹲（10 次）<br>• 冲刺系列（10 次）<br>• 髋关节带辅助行走（横向和怪物）（图 13 和图 14）<br>• 四足超人 | • 球桥上滚动（10 次，坚持 3 秒）<br>• 单腿桥（10 次，坚持 3 秒）<br>• 单腿罗马尼亚硬拉（屈膝）（10 次）<br>• 箭步蹲（10 次）<br>• 冲刺系列（10 次）<br>• 髋关节带辅助行走（横向和怪物）<br>• 四足超人 | • 球桥上滚动（10 次，坚持 3 秒）<br>• 单腿桥（10 次，坚持 3 秒）<br>• 单腿罗马尼亚硬拉（屈膝）（10 次）<br>• 箭步蹲（10 次）<br>• 冲刺系列（10 次）<br>• 髋关节带辅助行走（横向和怪物）<br>• 四足超人 |

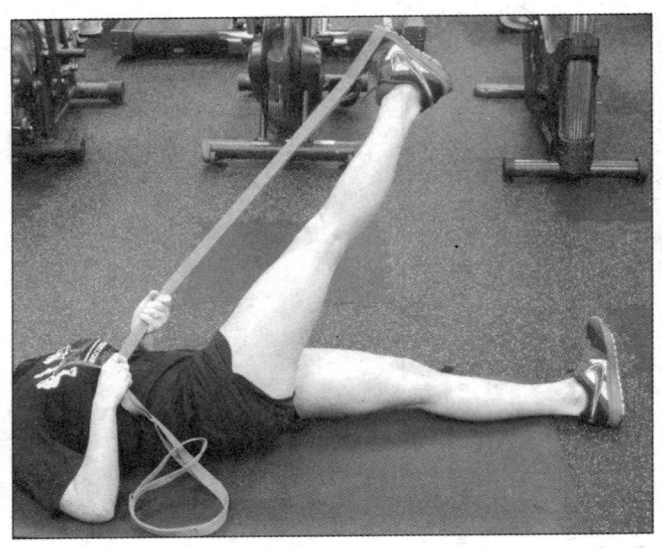

**图 1** 外展牵伸：膝关节伸直，腿抬离地面并越过身体中线，应该能感觉到肢体外侧面在外展。

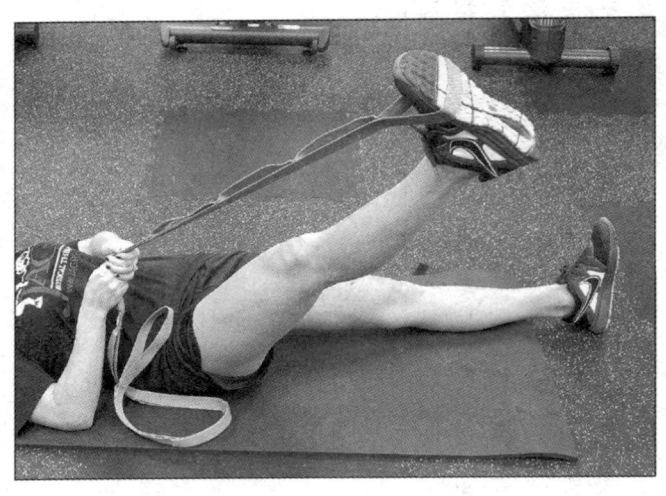

**图 2** 内收牵伸：膝关节伸直，腿抬离地面和身体分开，应该能感觉到肢体内侧面在内收。

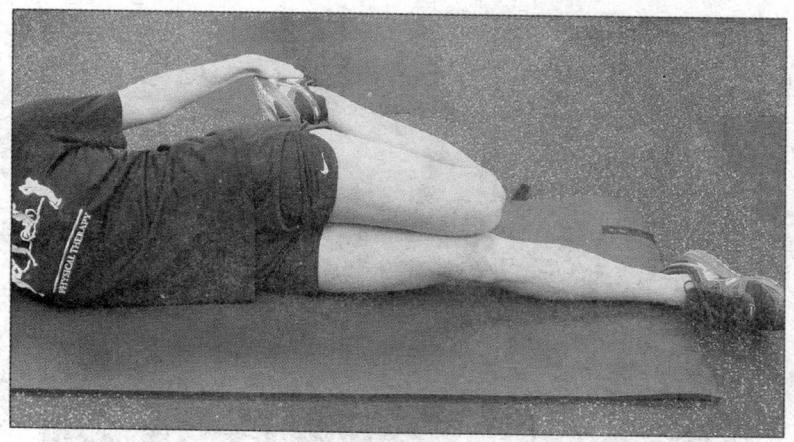

图 3　侧卧位股四头肌牵引:侧躺,将足向臀部屈曲,使股四头肌牵伸。

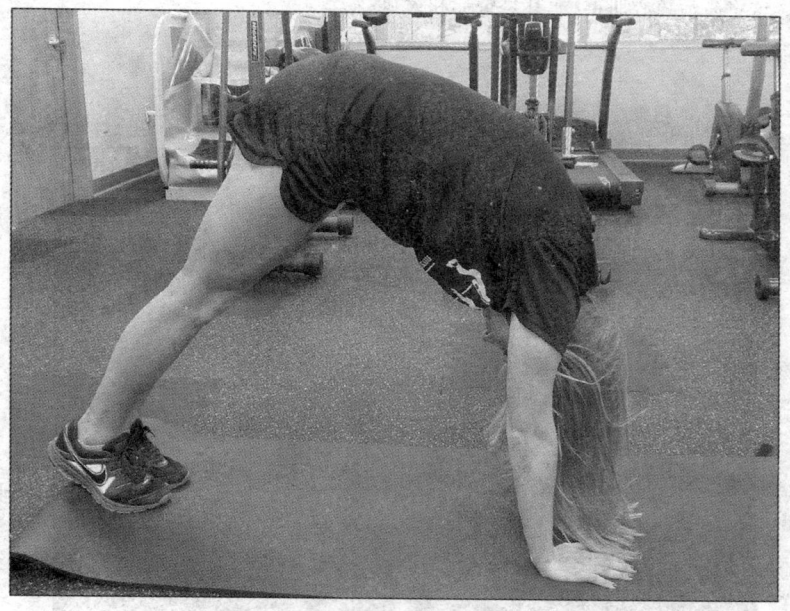

图 4　小腿牵伸:开始俯卧位,将臀部向空中抬高,手臂和腿伸直,将手背过来朝向足,牵
伸小腿。

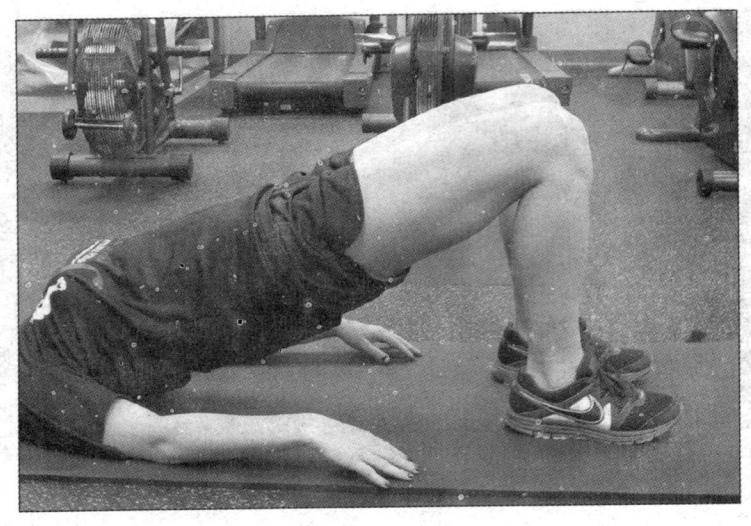

**图 5** 桥:将足牢固固定于地面,向空中抬高臀部,使肩关节、髋关节和膝关节维持在一条直线上。这将激活核心肌群,尤其是臀部和大腿。

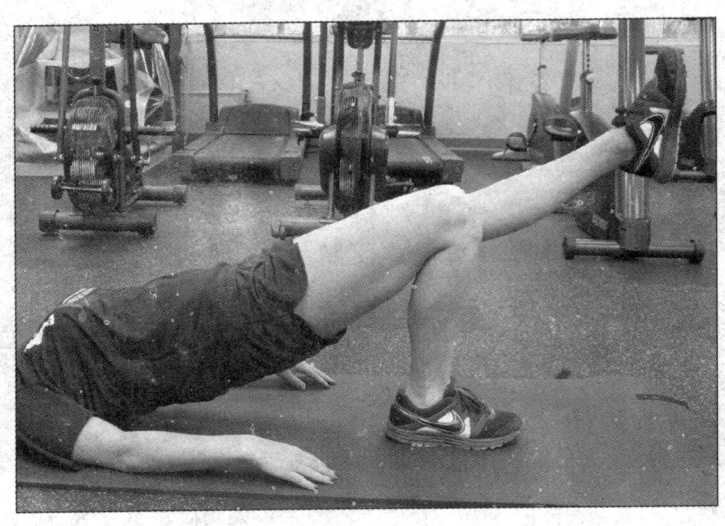

**图 6** 单腿桥:将一侧足牢固固定于地面,另外一侧膝关节伸直,向上抬高髋关节,使肩关节、髋关节和膝关节维持在一条直线上。这是更先进的核心锻炼,可增加力量和稳定性。

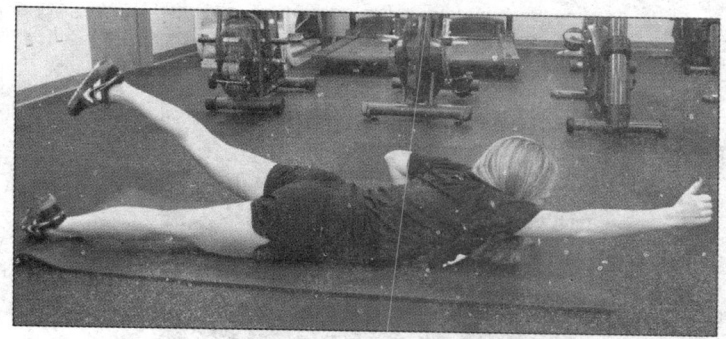

**图 7**　俯卧位超人：腹部紧贴于地面,抬高对侧上臂和腿,以激活后方核心肌群。

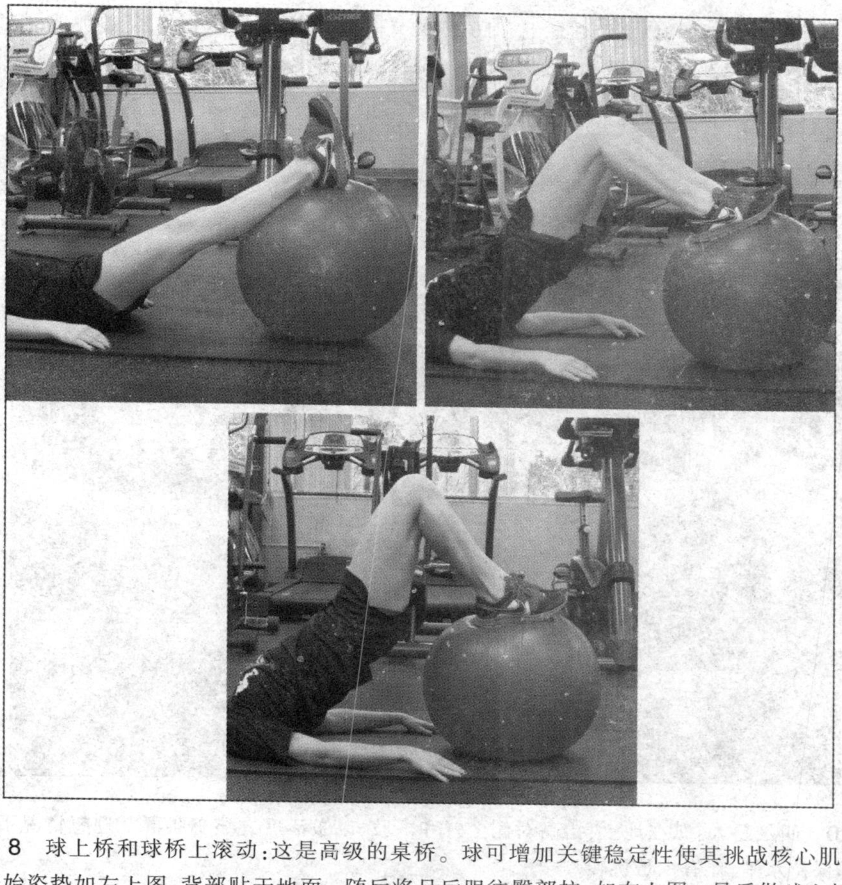

**图 8**　球上桥和球桥上滚动：这是高级的桌桥。球可增加关键稳定性使其挑战核心肌群。开始姿势如左上图,背部贴于地面。随后将足后跟往臀部拉,如右上图。最后做球上桥动作,继续拉足后跟,如下面中间的图。

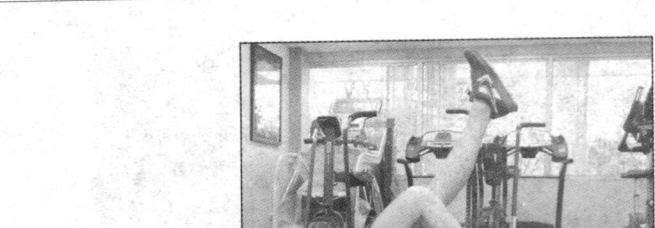

**图 9**  球上单腿桥：一侧足踏在球上，对侧膝关节伸直，向上抬高髋关节，使肩关节、髋关节和膝关节维持在一条直线上。这是高级单腿桥训练，可增加稳定性和力量需求。

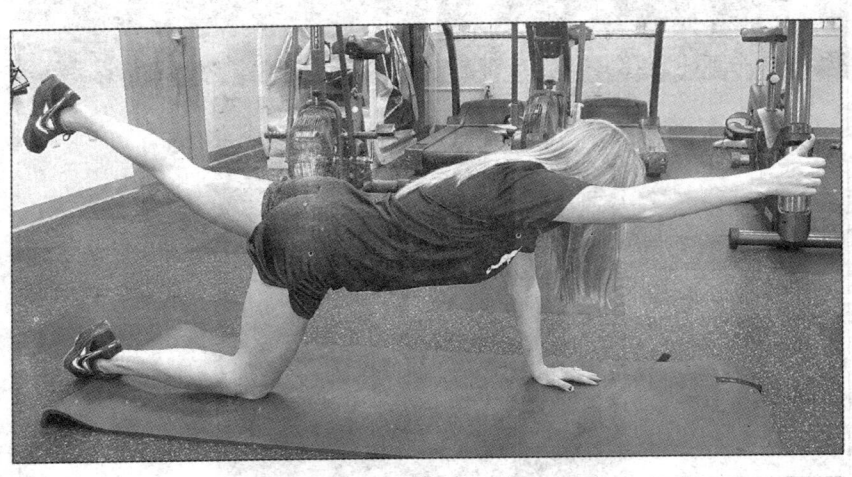

**图 10**  四足超人：趴在地上，抬高对侧上臂和下肢，以激活后方核心肌群。理想情况下，臀部保持水平，伴有少量旋转。

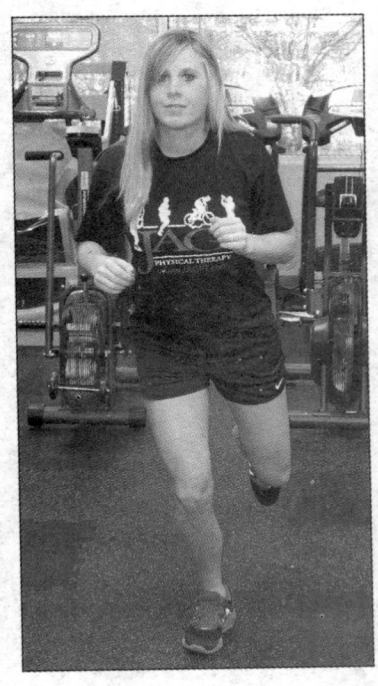

图 11　向前滑冰：做一个向前的短跳跃，单腿着地。其目的是保持膝关节在足趾后方及髋关节外旋的良好体位。

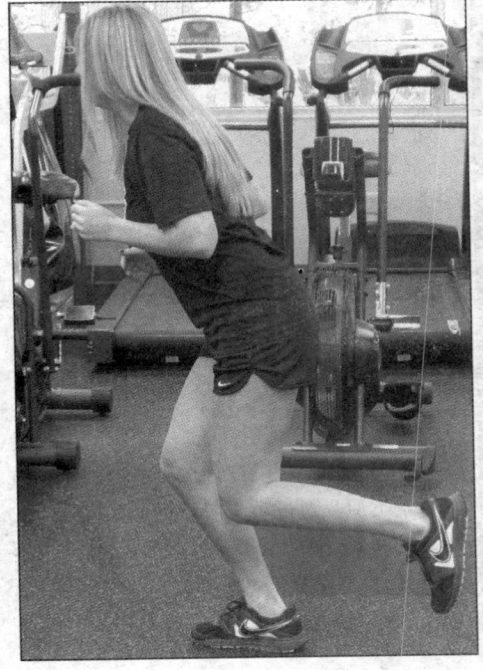

图 12　向后滑冰：做一个向后的短跳跃（90°旋转），单腿着地。其目的是保持膝关节在足趾后方及髋关节外旋的良好体位。

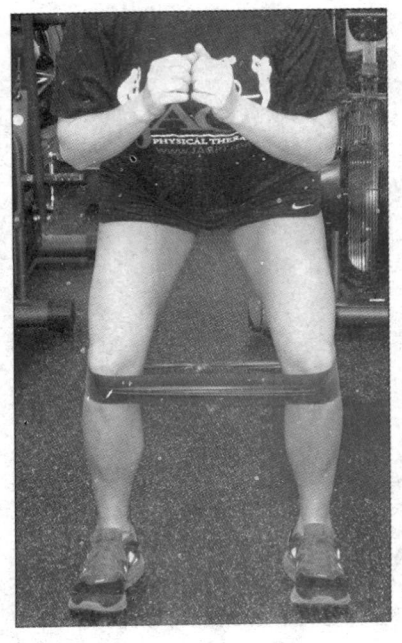

图 13 髋关节带辅助行走(横向):通过横向行走,侧步到一边,以保持坚强的基础和紧张的核心。其目的是保持膝关节在足趾后方及髋关节外旋的良好体位(将弹力带向两侧撑开)。

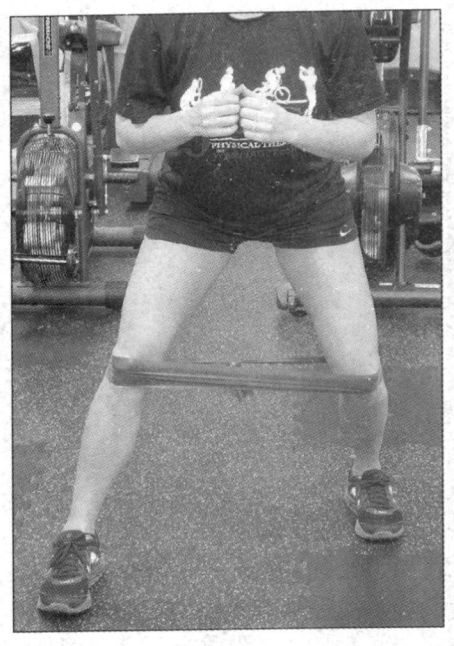

图 14 髋关节带辅助行走(怪物):与横向行走类似,通过小步向前行走保持坚强的基础和紧张的核心。理想情况下,保持足部分开,以激活髋外展肌群。

(曹洪辉 译)

# 词汇表

**背伸**　脚向上朝小腿方向的踝关节运动,如从足趾到鼻子。

**本体感觉**　身体对关节或肢体在时间和空间上相对位置的感觉。闭着眼做本体感觉练习有助于提高这种意识。

**闭合运动链练习**　一种使肢体接触地面或其他稳定表面(如墙或桌子)的运动形式。运动链在脚或手接触表面时被激活,主要通过共同收缩的方式改变肌肉的运动效果。

**步行**　依靠个人力量行走,无需辅助。

**肥大**　通过锻炼增加肌肉质量或腰围。

**肥厚型心肌病**　由于心脏肌肉增厚导致到身体供血困难的致命情况。

**俯卧位**　面部朝向地面或桌面的一种姿势。

**富血小板血浆(PRP)注射**　一种治疗方法,将一个人的血液在离心机中离心,除去致密的血浆,然后直接注入肌肉骨骼损伤部位,以促进愈合。

**高弓足**　一种足形,足弓突出,内旋增加,足背高。

**功能训练**　一种将整个身体融入日常生活活动中的训练,如蹲下和举起物体。

**共同收缩**　相对的肌肉相互对抗的动作,有助于使关节在整个运动范围内保持稳定。

**红斑**　因受伤或感染引起的皮肤发红。

**滑囊**　有液体的囊袋,在肌腱和骨骼之间起运动润滑作用。

**滑囊炎**　由摩擦或直接撞击而导致的滑囊炎症反应。

**活动度**　关节从屈曲位到伸直位的活动范围。

**肌腱炎** 肌腱或腱鞘的炎症反应,导致疼痛和功能丧失。

**肌肉僵硬** 对受伤的肢体起保护作用的肌肉的即时肌肉反应。

**肌肉抑制** 由神经肌肉控制丧失引起的肌肉在受伤后的几天内无法收缩。

**渐进式阻力练习(PRE)** 增加体重或阻力力量前的基础性运动计划。

**开放运动链练习** 一种使肢体与受伤肢体不接触的运动形式。运动链以一种开放的方式被激活,并通过降低关节应力和消除共同收缩来改变关节对肌肉的影响。

**可伸展性** 肌肉或肌腱的伸展能力。

**拉伤** 一种肌腱损伤,通常由组织过度伸展所致,根据严重程度分为1~3级。

**内翻** 起自距下关节的踝关节运动,脚由身体中线伸出向内侧运动。

**内翻应力** 应力施加于关节,其方向由外到内,在关节外侧(外)方向产生牵拉力。

**扭伤** 一种韧带损伤,通常由组织过度伸展所致,根据严重程度分为1~3级。

**皮区** 由来自单个脊神经的感觉纤维支配的皮肤区域。

**平足** 足没有足弓,内侧足接触地面。

**轻度创伤性脑损伤(MTBI)** 由对头部的单次撞击或随时间的多次亚震荡影响引起的意识丧失或改变。

**水肿** 由身体炎症过程导致的组织肿胀。

**撕脱骨折** 由强大的韧带牵拉而非韧带损伤造成的骨折,实际上是韧带从止点撕脱,骨碎片仍然完整。

**榫** 踝关节内的关节空间,由距骨、远端胫骨和腓骨组成。

**损伤机制(MOI)** 各种身体组织吸收应力并随后被破坏的方式。MOI是什么结构可能会损坏的强指标,是准确评估损伤的重要信息。

**外翻** 起自距下关节的踝关节运动,脚由身体中线伸出向外侧运动。

**外翻应力** 应力施加于关节,其方向由内到外,在关节内侧(里)方向产生牵拉力。

**萎缩** 由于失去活动而导致的肌肉反应,常见于受伤后的运动员。

**下胫腓联合** 一个关节,允许最小的运动范围,由两块骨头相连。

**心震荡** 直接撞击胸部引起的突然心搏骤停。

**炎症反应** 人体对损伤或感染的自然反应,其中血液被刺激到一个区域,以"清除"受损的组织,并用新组织替换。

**仰卧位** 面部朝上,身体躺在地面或桌面上的一种姿势。

**运动特性锻炼** 任何模仿某一特定运动或姿势的锻炼。

**支持带** 薄的结缔组织纤维带,其将肌腱群围在关节周围并将其固定住。

**跖屈** 足趾朝向地面的踝关节运动。

**Jone 骨折** 足部第五跖骨基底部的一类骨折。

**Lisfranc 损伤** 跖跗关节的骨折或韧带损伤,包括组成中足足弓的五块骨。

# 索 引

# 好评一览

"运动员的健康和福利是头等大事。作为主要运动联盟之一,我们不断致力于方案和程序,确保运动员保持在巅峰状态。在《足球运动损伤预防与治疗》一书中,John Gallucci 做了一件伟大的事,其概述了最常见的足球运动损伤,以及运动员(从业余爱好者到职业运动员)该如何做才能预防损伤发生。本书为所有年龄和水平的足球运动员提供了重要指导。"

——Don Garber,美国职业足球大联盟专员

"在美国足球领域工作的 30 多年中,足球这项运动在很多地区得以发展。虽然不经常谈论,但损伤预防的确是可以帮助我们在不同水平继续运动的重要方面。《足球运动损伤预防与治疗》一书在介绍专家意见以及如何预防损伤方面做出了杰出贡献。John Gallucci 的治疗经验为运动员及其父母和教练提供了无价的足球医学资源。"

——Sunil Gulati,美国足球联盟主席

"作为一名在职业生涯中经历过伤病的球员,我懂得在激烈运动时,花时间做好准备是多么重要。本书不仅描述了常见的足球运动损伤和治疗过程,而且详细介绍了如何防止这些损伤,使你可以以 100% 的状态留在赛场。在我的职业生涯中,John Gallucci 编著的这本书中的知识和资源对我来说非常宝贵。"

——Claudio Reyna,体育总监,纽约 FC

"在我的高中和大学运动员时代,我对运动医学一直很有兴趣。在我的职业生涯中,我曾担任过几个职业运动队的骨科医生,包括纽约红牛队。在

这些经历中，我遇到过无数损伤。我一直强调，教育不仅对患者重要，而且对他们的教练和父母也同样重要。John 编著的这本书做了伟大的工作，其赋予运动医学知识以真正的理解，内容易于实践、理解和吸收。"

—— Decter，医师，前纽约红牛队队医

"我认识 John 10 多年了，见证了他对患者和实践的奉献和献身精神。John 帮助我直至 30 岁后期仍保持在巅峰状态。本书对任何一名体育运动员都是必读的，书中的内容和实践都是无价的，可以帮助你表现得最好。"

—— Jeff Agoos，美国职业足球大联盟副总裁

"非常好的书！我和 John Gallucci 合作了多年，一起为美国职业足球大联盟的运动员提供高质量的运动医学护理和资源。2001 年，在确定需要减少青少年、业余和高校运动员受伤的数量和严重程度后，我成立了国家体育安全中心。《足球运动损伤预防与治疗》一书为读者提供了有关常见足球运动损伤的信息，更重要的是提供了积极的预防措施。"

—— Larry Lemak，医师，美国职业足球大联盟医学主任

"我从事运动所致的特殊骨骼肌肉损伤的治疗和研究已将近 20 年，可以非常自信地说，对于医学专业人士和运动员来说，《足球运动损伤预防与治疗》是一本特别的工具书。此书涵盖面广，从营养到脑震荡以及不同类型的损伤。本书提供了最好的预防知识，可帮助球员在受伤后返回运动场。"

—— John G. Kennedy，医师，骨科医师，特种外科医院，纽约

"在我作为一名职业足球运动员期间和现在作为一名青年教练，我想说的是我看到过各种各样的损伤。你总是不愿意看到一名球员由于伤病而在场外。作为一名教练，我不断教育我的运动员如何正确地准备足球比赛。John 做了伟大的工作，他将经验和知识传播于大众。作为一名前运动员、教练和家长，我向您郑重推荐，这是一本必读的书！"

—— Tony Meola，美国足球名人堂守门员

"《足球运动损伤预防与治疗》一书是运动员在球场上竞争和进步的宝

贵资源。John 详细描述了运动员及其父母和教练所关注的常见足球运动损伤。作为一名运动医学医师,我一直主张"预防是关键"。本书全面概述了用于预防损伤的技巧,不仅通过文本的形式,而且通过提供的图片和表格,使相关内容易于理解。"

—— Hutter,医师,纽约红牛队前助理医师

"作为美国职业足球大联盟支持关系和安全高级主管,我经常看到运动员因伤缺席。《足球运动损伤预防与治疗》为非医学专业人士提供了很有意义的指导,解读了你需要了解的细节,定义了术语,并配有图片。John Gallucci 通过提供教育,以及介绍损伤原因及正确的恢复方法,帮助运动员及其教练和父母。"

—— Evan Dabby,美国职业足球大联盟支持关系和安全高级主管

"从我出生起,足球就是我生活的一部分。我父亲是名老教练,16 岁时,我和美国职业足球大联盟签订了我的第一份职业合同。在青年时,我曾多次受伤,John Gallucci 帮助我恢复。John 的《足球运动损伤预防与治疗》一书做了伟大的工作,其针对运动员及其教练和父母对足球运动损伤的问题,从开始到结束,对整个过程进行了详细的讲解。更重要的是,其对损伤预防的关注是各级运动员的一个宝贵财富,因为无论你水平如何,你最不想做的就是在赛场外。"

—— Michael Bradley,职业足球运动员,多伦多 FC,美国国家队

"在过去的许多年里,我给 John 送去了无数的患者。他们不仅受到特殊的照顾,而且能够重返高水平的运动。他还指导了我的许多非手术患者的预防计划,已成功地帮助他们预防下肢损伤。《足球运动损伤预防与治疗》一书是足球界的运动员及其父母和教练的必读书。"

—— Beth Shubin Stein,医师,骨科医师,特种外科医院

"作为一名队医,在所有级别的运动员中,我非常重视保持运动员的身体健康和比赛巅峰状态。遗憾的是,损伤总会发生,这个时候,我的工作就是尽可能快速、有效地使运动员100%恢复状态。John Gallucci 在《足球运动损

伤预防与治疗》一书中做了伟大的工作，其提供了在康复过程中的信息，可帮助运动员及其父母和教练采用积极方式使运动员返回运动场。"

—— Riley J. Williams，医师，骨科医师，特种外科医院，纽约红牛队医师组长

"作为哈佛大学的一名足球运动员，我的成功离不开 John Gallucci 的帮助。John 了解高层次竞技中身体、精神和情感上所需的东西。John 不仅提供治疗，而且还是损伤预防专家，其注重个性化照顾远超恢复运动。感谢 John，我才能够成为最好的、最健康的运动员。"

—— Katherine Sheeleigh，2010 年度常青藤球员